医学影像技术与设备管理

主编 牟宗峰 朱 侠 司明俊 刘峰吉 张凤荣

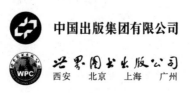

中国出版集团有限公司

世界图书出版公司
西安 北京 上海 广州

图书在版编目（CIP）数据

医学影像技术与设备管理/牟宗峰等主编.—西安：
世界图书出版西安有限公司，2023.11
ISBN 978-7-5232-0977-6

Ⅰ.①医… Ⅱ.①牟… Ⅲ.①影像诊断②影像诊断－
医疗器械－设备管理 Ⅳ.①R445

中国国家版本馆CIP数据核字（2024）第000760号

书　　名	医学影像技术与设备管理
	YIXUE YINGXIANG JISHU YU SHEBEI GUANLI
主　　编	牟宗峰　朱　侠　司明俊　刘峰吉　张凤荣
责任编辑	王少宁
装帧设计	济南睿诚文化发展有限公司
出版发行	世界图书出版西安有限公司
地　　址	西安市雁塔区曲江新区汇新路355号
邮　　编	710061
电　　话	029-87214941　029-87233647（市场营销部）
	029-87234767（总编室）
经　　销	全国各地新华书店
印　　刷	山东麦德森文化传媒有限公司
开　　本	787mm×1092mm　1/16
印　　张	9.25
字　　数	182千字
版次印次	2023年11月第1版　2023年11月第1次印刷
国际书号	ISBN 978-7-5232-0977-6
定　　价	128.00元

编委会

主　编

牟宗峰　　朱　侠　　司明俊　　刘峰吉

张凤荣

副主编

夏侯玉发　王冬梅　　刘　勇　　徐瑞华

邵占功　　张传强

编　委（按姓氏笔画排序）

王冬梅（菏泽市定陶区人民医院）

司明俊（聊城市茌平区第二人民医院）

朱　侠（微山县人民医院）

刘　勇（山东省颐养健康集团肥城医院）

刘峰吉（济南市济阳区垛石街道办事处社区卫生服务中心）

牟宗峰（日照市中心医院）

张凤荣（单县南城人民医院）

张传强（泰安市第一人民医院）

邵占功（河北省秦皇岛市青龙满族自治县医院）

夏侯玉发（沂源县人民医院）

徐瑞华（湖北省襄阳市中心医院）

前言
FOREWORD

医学影像不仅能提供实时、三维、动态的人体影像解剖学信息,而且能反映人体的代谢状态和疾病分子水平的改变,提高疾病诊断的准确性。近年来,由于科学技术的飞速发展,医学影像领域涌现了许多新理论和新技术,这就需要广大医务工作者不断学习影像学领域的前沿知识,熟练掌握影像学检查的新技术,以更好地为患者提供高质量的服务。因此,我们特邀请了一批经验丰富的临床医务工作者编写了《医学影像技术与设备管理》一书。

本书遵循系统性、科学性和实用性的编写原则,首先介绍了影像学的基础理论知识,包括医学影像学概述和医学影像设备的使用和维护;然后重点介绍了临床常见病与多发病的影像学表现,突出了临床常用影像技术在疾病诊断中的应用。本书在编写过程中展示了近几年医学影像学发展的前沿与方向,为读者呈现了现代影像学的新理念、新知识和新技术,并且融入了编者丰富的临床经验,注重将基础理论与临床实践相结合,层次清晰、资料新颖、内容丰富,是一本集专业性、前沿性、实用性于一体的影像学工具书,有助于临床医务工作者迅速掌握疾病诊断与鉴别的要点。本书不仅可作为各级医院临床医务工作者选择影像检查方法、学习疾病影像表现的参考书,而且可供影像科专业人员和医学院校师生阅读使用。

由于编者水平有限,加上时间仓促,书中难免有疏漏和不妥之处,敬请广大读者批评与指正,以便再版时修正。

《医学影像技术与设备管理》编委会
2023 年 4 月

目 录
CONTENTS

第一章

医学影像学概述

第一节 医学影像学的发展简史

医学影像学是利用疾病影像表现的特点在临床医学上进行诊断的一门临床科学。医学影像学技术包括X线、计算机断层扫描（CT）、超声扫描、磁共振成像（MRI）和核素显像等。在近代高速发展的电子计算机技术推动下，医学影像学从简单地显示组织、器官的大体形态图像发展到显示解剖断面图像、三维立体图像、实时动态图像等，且不仅能显示解剖图像，还可反映代谢功能状态，使形态影像和功能影像更为有机地融合在一起。介入放射学则更进一步把医学影像学推进到了"影像和病理结合""诊断和治疗结合"的新阶段。医学影像学中不同的影像技术各具特点，互相补充、印证，具有精确、方便、快速、信息量大等特点，在临床诊断与治疗中发挥着巨大的作用。

从1895年德国物理学家伦琴发现X线至今已有120余年的历史，X线透视和摄片为人类的健康作出了巨大的贡献。而今天影像医学作为一门崭新的学科，近30年来以技术的快速发展和作用的日益扩大而受到普遍的重视。在我国县级以上城市的大医院中，影像学科已成为医院的重要科室，在医院的医疗业务、设备投资、科研产出等方面具有举足轻重的地位。临床医学影像学的研究范围包括X线诊断、CT诊断、MRI诊断、数字减影血管造影（DSA）诊断、超声诊断、核素成像及介入放射学等，担负着诊断和治疗两方面的重任，已成为名副其实的临床综合学科。

影像医学的发展历程可以归纳为以下六个方面：第一，从单纯利用X射线成像向无X射线辐射的MRI和超声的多元化发展；第二，从平面投影发展到分层

1

立体显示,如 CT、MRI 及超声成像均为断层图像,可以克服影像重叠的缺点;第三,从单纯形态学显示向形态、功能和代谢等综合诊断发展;第四,从胶片影像向计算机图像综合处理发展,以数字化存储传输和显像器显示代替胶片的载体功能;第五,从单纯诊断向诊断和治疗共存的综合学科发展,介入治疗正日益受到重视;第六,从大体诊断向分子水平诊断、治疗方向发展,即从宏观诊断向微观诊断和治疗方向发展,如组织、器官功能成像和分子影像介入治疗等。影像医学的快速发展,既为本学科专业人员提供了良好的发展机遇,同时也提出了更高的要求。目前,影像学已逐渐分化形成神经影像学、胸部影像学、腹部影像学等二级分支学科,有利于影像科医师在充分掌握影像医学各种手段和方法后从事更加深入的医疗专业服务和科研发展。我国医学影像学发展虽起步较晚,但近20年正赶上影像医学大发展时期,国家从提高人民健康水平的大局出发,加大了从国外引进的先进仪器设备的投入。我国现已拥有数十万台 CT 机、数万台 MRI 机和数以百万计的超声设备,影像医学专业人员队伍不断扩大、水平不断提高,影像医学正进入一个大发展的新阶段。

影像医学的发展有其技术进步的基础和临床医疗的需求两方面的因素。首先,电子计算机技术的快速发展,使影像资料数字化,缩短了获取高质量图像的时间,并大大提高了影像的后处理能力,如图像的存储、传输、重建等。当前很多医院已实现了影像归档和通信系统(PACS)。其次,特殊材料和技术的发展使 CT、MRI 和 DSA 等高精尖设备能大批量生产以供临床使用。但归根到底是临床对影像诊断需求的提高起了主导作用。影像诊断各种方法均具有无创伤性的特点,且图像直观清楚,适应证广泛,使临床绝大多数患者均可通过影像诊断的方法作出定性、定位、定期和定量的细致评价,从而指导具体治疗方案的确定。因此,影像诊断方法的合理应用,可以大大提高综合医疗水平,从而指导临床制订正确的治疗方案。

第二节 医学影像学的新进展

一、医学影像技术进展

现代医学影像设备和技术的发展日新月异。近年来,许多影像新设备新技术不断开发并应用于临床,使临床诊断产生很多新的变化,促进了诊断学的发展,并产生很多新的方法和新的流程,同时也带来了一些需及时解决的新问题。图像存档与传输系统(picture archiving and communicating system,PACS)的构建和医院信息系统(hospital information system,HIS)、影像信息系统(radiology information system,RIS)的逐步完善,已使医疗、诊治工作的流程发生了很大的变化。

(一)X 线摄影

影像的数字化是 X 线诊断最新和最重要的进展,传统的以形成模拟图像为特点的 X 线胶片摄影技术正面临数字化成像的革新,一个无胶片的 X 线摄影正在成为现实。目前,X 线摄影的数字化方式主要包括 CR 和 DR 两种方式。

(二)CT

多层螺旋 CT 的问世,是 CT 发展史上的一个里程碑,极大地扩展了 CT 的应用范围和诊断水平。它具有单层螺旋 CT 相对于普通 CT 的所有优点,而且有了实质性的飞跃,具体包括:①扫描范围更长;②扫描时间更短,最快扫描速度可达 0.3 秒/周;③Z 轴分辨率高,最小层厚为 0.5 mm;④时间分辨率高,可用于心脏等动态器官成像。

多层螺旋 CT 比单层螺旋 CT 可获得更薄的层厚,以更短的时间行更长范围的扫描;所得容积信息更为丰富,进一步改善横断层面重建图像的分辨力,并可得到"各向同性",即冠状面或矢状面重组图像与横断面图像分辨力相同的图像;更快的数据采集和图像重建,缩短了成像时间,可行实时成像,实现了 CT 透视。CT 技术的发展有下列三点优势。①给应用带来很大方便:检查时间缩短,增加了患者的流通量;对危重患者更为适合,能一次快速完成全身扫描;有利于运动器官的成像和动态观察;对比增强检查时,易于获得感兴趣器官或结构的多期相表现特征;获得连续层面图像,可避免遗漏小病灶。②带来图像显示模式上的变化:扫描所得容积数据经计算机后处理,可进行多平面重建、三维立体显示;切割技术可只使某些感兴趣器官或病变显影;仿真内镜技术可无创地模拟纤维内镜检查的过程;CT 血管造影的准确性更高。③可行 CT 灌注成像:利用静脉团注对比剂,对选定脏器的一至数层层面或全脏器进行快速动态 CT 扫描,再将扫描数据通过特殊软件处理后得到脏器组织血流灌注信息的一种检查方法。该方法直接反映了对比剂通过毛细血管时引起的脏器组织密度动态变化—即对比剂到达脏器组织后首先使组织密度逐渐升高,一定时间内达到峰值,之后密度逐渐下降,最后恢复到注入对比剂之前的水平。如果将不同时间脏器组织的密度值连成曲线,即可获得对比剂通过脏器组织时的时间－密度曲线,经不同的数学模型分析曲线可得到 脑血容量(cerebral blood volume,CBV)、脑血流量(cerebral blood flow,CBF)、平均通过时间(mean transit time,MTT)、达峰时间(time to peak,TTP,等脏器组织血流灌注的定量信息,将这些灌注参数值赋予不同的灰阶或伪彩,便可得到直观的 CT 灌注图。临床上可用于评价正常及病变组织血流灌注情况,了解器官的血流灌注状态。当前主要用于急性或超急性脑缺血的诊断、脑梗死缺血半暗带的判断以及肿瘤新生血管的观察。

多层螺旋 CT 技术还允许使用较低的剂量用于肺癌、结肠癌、冠状动脉等多种疾病的筛查。

(三)MRI

3T 场强的磁共振已应用于临床,各种新的 MR 硬件和软件的开发、新的扫描序列的发展特别是各种快速序列,使 MR 的成像时间越来越短,改善了图像质量,使一些成像技术更为成熟,更多地扩大了其临床应用范围。

1.弥散成像(diffusionweighted imaging,DWI)

在均质的水中,水分子的扩散是一种完全随机的热运动。但在人体组织中,水分子的自由扩散运动会受到限制。DWI通过检测组织中水分子扩散受限制的方向和程度可得到微观的水分子流动扩散情况,即组织中水分子无序扩散运动快慢的信息,间接了解组织微观结构的变化。由于组织间的扩散不同会导致信号下降不同,DWI图上会形成不同的影像对比。主要用于急性脑缺血的早期发现和脑瘤诊断的研究,也有用于肝脏等器官肿瘤诊断研究的报道水分子在白质束中各方向上的扩散是不同的,在与神经纤维走行一致的方向受限最小,运动最快,而在与神经纤维垂直的方向受限最大,运动最慢,称为扩散的各向异性。弥散张量成像(diffusio tensor imaging,DTI)就是利用脑组织中水扩散的各向异性进行的一种定量成像方法,它是在传统 DW 基础上发展起来的观察水分子扩散运动的技术,是目前唯一能无创性显示活体白质及白质束走行的手段。当白质束受到破坏时,DTI 可检测到这种各向异性的降低,常用相对各向异性(relative anisotropy RA),或各向异性分数(fractional anisotropy,FA)来定量分析。扩散张量白质束成像(diffusion tenso tractography,DTT)则是用来显示各白质束的走行,它可帮助判定脑内病变对白质束及其走行的影响。

2.灌注成像(perfusionweighted imaging,PWI)

PWI是反映组织微循环的分布及其血流灌注情况评估局部组织的活力和

功能的磁共振检查技术。目前主要用于脑梗死的早期诊断,也已扩展用于心脏、肝脏和肾脏等器官的功能灌注及肿瘤的良恶性鉴别诊断。目前主要包括对比剂团注跟踪法和动脉自旋标记法(arterial spin labeling,ASL)。

(1)对比剂跟踪法:与 CT 灌注成像相似,通过团注 MRI 对比剂快速成像,当对比剂通过毛细血管网时,造成局部磁场不均匀而引起局部组织的缩短,表现为信号下降,而缺乏灌注的组织因无或仅有少量对比剂进入,相对于正常组织其信号显得较高。通过时间—信号强度曲线可以计算出局部相对血流量(rCBF)、局部相对血容量(rCBV)和局部氧摄取率(rOEF)。

(2)动脉自旋标记法:利用动脉血液中的质子作为内源性对比剂,通过特殊设计的脉冲序列对流入组织前的动脉血液质子进行标记,检测受标记的质子流经受检组织时引起组织信号强度变化以此反映组织的血流动力学信息。其最大优势在于不需使用对比剂,目前该项技术已在高场 MRI 设备上实现,尚未普及。

3.脑功能性 MRI

脑功能性 MRI 是以 MRI 研究活体脑神经细胞活动状态的崭新检查技术。某种脑功能相对应的皮层神经元激活时,该区域的静脉血中氧合血红蛋白增加及去氧血红蛋白减少,引起磁敏感效应的变化。利用 血氧水平依赖(blood oxygen level dependent,BOLD)法,可以检出相应脑功能的皮层激活的区域。目前仍处在研究阶段,该技术多用于观察颅脑肿瘤对运动感觉皮层的影响,辅助制定术前计划,以及术后评价;语言及记忆优势半球的定位;成瘾患者脑内功能的研究;难治性癫痫的定位痴呆及认知障碍的研究等。

4.MR 波谱成像(MRspectroscopy,MRS)

MRS 是目前唯一的活体观察组织细胞代谢及生化变化的无创性技术。不同的代谢物在外加磁场中存在共振频率的差异,即化学位移不同,MRS 记录的是不同化学位移处代谢物的共振信号。其原理与 MRI 相同,均遵循 Larmor 定律,差异在于数据的表现形式不同,MRS 表现的是信号的振幅随频率变化的函数。目前较为成熟的技术是氢质子波谱(1H-MRS),也称为 1HMRS。在 3.0T 设备上,可行如^{31}P 等多种核的 MRS 检查。临床上多用于急性脑缺血和脑瘤及前列腺癌的研究,也用于脑变性疾病、缺血缺氧脑病、艾滋病、多发性硬化和颞叶性癫痫等的研究。

5.磁敏感加权成像(susceptibilityweighted imaging,SWI)

采用高分辨率的三维梯度回波序列,利用不同组织间磁敏感度的差异产生的有别于传统 T_1WI、T_2WI 及质子密度影像的新型图像对比,在 SWI 图像中,静脉血管表现为显著的黑色。SWI 成像方法现已比较成熟,在脑血管畸形、脑出血、脑外伤、脑肿瘤、顺磁性物质沉积等中枢神经系统病变诊断中的应用已经受到越来越多的关注,尤其对于细小静脉、小出血灶和神经核团解剖结构的显示具有较大的优势。

(四)超声

超声在多普勒彩色血流成像、三维超声、谐波成像、数字和波束形成等技术方面也有很大的进展。

1.冠脉血流显像

冠脉血流显像是新近开发的一项彩色多普勒血流技术,与其他冠状动脉显像的超声技术相比,其最大的特点就在于可以较好地显示心肌内的冠脉分支血流。

2.三维超声成像

三维超声成像能够提供三维解剖图像,较二维超声成像更具直观性。目前研究较多的是动脉血管、软组织及心脏的三维超声成像。

(1)血管内的三维超声成像可精确和定量描述冠脉管壁的状况,判断粥样斑块的有无,并对其大小进行准确测量。

(2)心脏的三维超声成像可提高先天性心脏畸形和瓣膜病的诊断。

(3)软组织的三维超声成像在肿瘤体积和胎儿形体测定上有一定的应用价值。

3.自组织谐波成像技术

自组织谐波成像技术主要针对心肌组织的谐振特性对心脏成像进行研究。

4.多普勒组织成像

多普勒组织成像是一种无创性室壁心肌运动分析技术,可在一定程度上定时、定量、定位地显示心内膜的室壁运动。

5.数字化多声束形成技术

把数字化技术衍生到超声的发射和接收,而采用了该技术的超声诊断设备被称为全数字化超声诊断仪。

二、图像存档与传输系统

图像存档与传输系统(picture archiving and communication system,PACS)是应用于医院放射科或医院及更大范围的医学图像信息管理系统,是专门为实现医学图像的数字化管理而设计的,包括图像存档、检索、传递、显示、处理和拷贝的硬件和软件,是计算机通信技术和计算机信息处理技术结合的产物。

(一)PACS定义

PACS是以高速计算机设备及海量存储介质为基础,以高速传输网络连接各种影像设备和终端,管理并提供、传输、显示原始的数字化图像和相关信息,具有查找快速准确、图像质量无失真、影像资料可共享等特点。

(二)PACS的组成

一套完整的PACS的组成必须包括:①数字化图像的采集;②网络的分布;③数字化影像的管理及海量存储;④图像的浏览、查询及硬拷贝输出;⑤与医院信息系统(hospital information system,HIS)、放射信息系统(radiology information system,RIS)的无缝集成。其中,数字图像的采集在PACS中最为关键。

(三)PACS的意义和限度

医院应用PACS的意义主要有以下几点。

(1)医用影像的数字化,节约了购买、冲洗和保存胶片的费用。

(2)能够快速、高效地调用影像和信息资料,提高工作效率。

(3)可永久保存图像。

(4)提供强大的后处理功能,可同时看到不同时期和不同成像手段的多帧图像,便于对照、比较。

(5)实现资料共享,便于会诊及远程医疗。

PACS要求性能稳定,对系统要求高,技术复杂,需要根据具体情况进行建设,一次性投资较高需要日常维护和不断更新。因此,目前PACS的推广应用受到一定限制。

第三节　医学影像学的检查类别

一、影像学检查的类别

医学影像学的范畴非常广泛,一般都是指 X 线检查、CT 检查、MRI 检查、血管造影和介入诊疗、超声检查、核医学影像等。这些检查技术,都有各自的特点,按照各自成像原理的不同,在临床上对于某些脏器或某些疾病特别有效。

二、各种影像学检查的共性

各种影像学检查，最初获得的都是影像资料。从影像到疾病诊断，需要阅片分析。分析的内容就是区分正常或异常，然后知道异常在哪里，有何特点。病灶影像的特点分析，包括影像大小、部位、病灶数量多少、密度或信号强度、内部特点、边缘特点、造影剂增强之后的变化特点、对周围脏器的影响等。通过这些分析，对照各脏器疾病谱特点，再结合临床表现，放射科医师就可以推断病灶的性质。这个过程就是定位和定性的推理过程。

所以放射影像的诊断过程，不是简单的设备打印出来诊断结果，而是要分析图像、结合临床来综合考虑、推断。

第四节 医学影像学的诊断思维

医学影像诊断包括 X 线、CT、MRI、超声和核医学等，是临床诊断的重要组成部分。为了达到正确诊断，必须遵循一定的诊断原则和步骤。

一、影像诊断原则

进行影像诊断时，应遵循一定的基本原则，避免主观片面等思维误区。一般应掌握 16 字原则，即全面观察、具体分析、结合临床、综合诊断。

(一)全面观察

对于所有影像检查的资料首先进行分类、排序，按时间先后进行全面系统的观察，不能遗漏任何的部分和层面，在认识正常解剖和变异影像的基础上，发现异常影像表现。并且对于异常影像进行详细的观察与描述，要从解剖部位、形态、大小、密度、周界状态等方面更加细致地审视。

(二)具体分析

对于所见异常影像，要按照影像表现的特点进行分类和概括，进一步分析异常表现所代表的病理意义。要注意从病变的位置及分布、边缘及形态、数目及大小、密度信号和结构、周围情况、功能变化、动态发展等方面逐一进行分析。根据异常影像表现的特征，概括推断异常影像所反映的基本病理变化，并结合临床进一步推断是何种疾病所致。

(三)结合临床

由于异常影像只是疾病发生发展过程中某一阶段某一方面的反映,存在"同影异病、同病异影"的问题,因此在具体分析弄清异常影像代表的病理性质后,必须结合临床症状、体征、实验室检查和其他辅助检查进行分析,明确该病理性质的影像代表何种疾病。除应了解现病史和既往史、临床体征和治疗经过外,分析时还应注意患者的年龄和性别、生长和居住地区、职业史和接触史以及结合其他重要检查,以尽量达到正确的诊断。

(四)综合作出诊断

1.综合作出诊断

经过观察、分析和结合临床后,需结合各种影像检查的结果,作出综合诊断。现代影像检查技术多种多样,相互之间具有互补性,在很多情况下需利用不同检查方法提供的信息互相补充、互相参照、互相对比,从多方位、多角度反映疾病的本质。因此,应强调综合影像诊断的基本原则,即各种影像资料的综合分析判断,并且按照由影像分析所推断的基本病变的疾病谱和概率分布,在密切了解临床资料的情况下,作出初步诊断,对于有关相似的疾病提出鉴别诊断和进一步相关检查的意见。

2.在诊断时要考虑下面几个关系

(1)常见病、多发病与少见病、罕见病的关系:应首先考虑常见病和多发病,后考虑少见病和罕见病,同时要考虑到不同地区不同人群的具体情况和疾病谱的变化,这样误诊的概率较小。

(2)单一诊断与多个诊断的关系:要尽量用一种疾病来解释影像,即"一元论"原则,但当用一种疾病确实难以解释时,应考虑多种疾病并存的可能。

(3)功能性疾病与器质性疾病的关系:诊断时,首先要分清是器质性病变还是功能性病变,有时二者并存,功能性病变可能掩盖器质性病变的显示,这在消化系统检查中尤为多见。诊断时,应尽最大可能排除功能性病变、显示器质性病变,没有把握排除器质性病变时,不能轻易诊断为功能性疾病。

3.影像诊断可分为三种

(1)肯定诊断:影像诊断在各种资料齐全、疾病本质有特异征象时,可以确诊。

(2)否定诊断:即经过影像诊断,排除了某些疾病,但应注意它有一定限度。

(3)可能性诊断:通过对所获得的影像信息的分析,不能确定病变的性质,而是提出几种可能性。此时应提出进一步检查的意见,或进行随诊观察、试验治疗等措施。

二、影像诊断步骤

(一)全面了解病史及检查资料

分析影像之前,应了解病史和其他相关检查资料,使阅片既全面又有重点,利于影像诊断。

(二)了解检查方法及技术条件

应明确不同影像检查的成像原理、图像特点、优点和限度。明确成像的技术条件能否满足诊断要求。

(三)观察分析图像

观察分析时,应熟悉正常影像解剖和常见变异,注意区分正常与异常。阅片时要全面系统地观察,按一定顺序进行,防止遗漏病变,同时注意患侧与健侧对比观察、不同时间检查影像的对比观察。

(四)综合诊断

根据影像分析的结果,密切结合临床表现和其他检查,提出影像诊断,应尽量做到"四定",即"定位""定量""定性"与"定期"。如不能确诊,应提出进一步检查的意见或其他建议。

第二章

医学影像设备的使用和维护

第一节　X线设备的使用和维护

一、X线设备日常维护与管理

X线设备的维护和保养能有效地保障系统的正常运转,降低故障发生次数,降低维修成本,可达到其最高甚至延长设备寿命。

主要有日常保养、周保养、月保养和定期维护。

科室工作人员必须熟悉设备的运行原理和结构,加强岗前培训,规范操作和注意事项,以确保工作人员可以正确合理使用设备,有利于设备的定期维护与保养操作,完善使用管理制度,杜绝不合理使用,对工作人员进行责任教育,减少因人为因素而造成的设备故障。

(一)保持机房的干燥

X线设备不能在高温下长期工作,配置温、湿度计以监测机房温、湿度,常规室温 18～24 ℃之间,相对湿度 40%～60%。

(二)保持机房和机器内部的清洁

微尘环境,不得存有杂物(建议患者穿鞋套或换拖鞋进入机房,避免带入灰尘),定期清洁机器外部盖板。如盖板上有血迹或患者呕吐物,需及时清理并用拧干的湿布擦拭干净,以防不明液体渗入机器造成故障,若有渗入则要立即关闭机架和患者床的电源并尽快与相关工程师联系、解决。

(三)严格开、关机流程

要按程序进行操作,机器平时保持常开状态。每周将整个机器关电一次,关电五分钟后即可重新开机。如遇软件问题建议将主机重启(传统的 X 线设备通常没有软件方面的要求),以防止计算机系统运行出错。

(四)设备的安全检查

X 线设备在使用过程中,由于器件的使用寿命和某些客观原因,会产生一些不安全因素,要随时注意检查,检查的重点是接地是否良好,温度是否过高,设备运转是否正常,各按键及旋钮功能是否正常。一旦发现异常,应立即切断电源,进行维修。

(五)机械部件的维护

诊断床、天轨、地轨、立柱等各部件的机械部分,要常观察工作是否正常。留意各种钢丝绳的磨损情况,有断股迹象应立即更换,保证安全,并且定期给各种轴承、轨道涂上润滑油,增加其灵活度,减少磨损。

(六)控制台的维护

控制台应定期进行内部除尘,面板灰尘以吸尘器清洁,内部灰尘则用橡胶气囊与软毛刷进行处理。检查各种开关和继电器接点,观察是否有电蚀或不清洁现象,若有可用细砂纸擦拭干净。注意各种电气元件和各种接线点是否松动,移动,并随时给予紧固。而控制台上的各种旋钮都有定位装置,在转动时不可用力过猛,以防脱位损坏。工作时应注意 kV 表和 mA 表的指数是否正常,遇到示数异常,应立即停止使用,查寻故障,待排除后,方可使用。

(七)机架和诊断床的维护

遇到机架或诊断床无状态显示的故障,首先应检查所有红色紧急开关是否被按下,脚踏开关是否被压住,检查电动诊断床的限位开关是否冲限位,确认无以上问题后建议重启机架,问题未能解决,及时联系工程师、解决问题。

(八)X 线管的维护

X 线管是 X 线机的心脏,因此,在日常操作过程中应小心谨慎,避免撞击。工作时须注意管套的异常声音,若听到异常声音,应立即停止使用,进行检修。

(九)高压电缆的维护

高压电缆不能过度弯曲,过度弯曲可能导致电容电荷集中最终出现造成电缆击穿。另外,要经常检查电缆两端的电缆固定环是否紧固,如果固定环松脱,通过高压时就会产生吱吱的静电放电声,使高压插头和插座发生击穿,电缆插头内容物可能由于电缆运行产生的高温而融化,需要时刻注意。

(十)CR 的 IP 板保养

IP 板外观同普通增感屏暗盒,长期使用会造成污染而不洁,及时去除表面污垢。因 IP 板为辉尽性荧光物质,为充分提高其强度,及提高光电倍增的检测效率,应定期或一周内进行清扫一次,消除 IP 板的伪影,提高清晰度。方法为使用 IP 板专用清洁剂和纱布擦拭,在擦拭时避开天然辐射的影响,再用读取器用强光擦清扫一遍。

(十一)注意 DR 探测器表面的清洁

沾上污垢或血迹应及时清理。使用中注意小心轻放,不得碰撞、摔跌和表面划痕。

(十二)注意软件的备份和原始数据的备份

如遇到突然断电时,很容易造成硬盘损坏及内部数据丢失,造成机器瘫痪。同时,要及时删除已备份的患者数据,释放磁盘及内存空间,保证机器的正常运转。

X 线设备的维护是一个长期持续的过程,因此利用文字档案,对设备的维护进程进行详细的使用记录和设备维修记录非常有必要。

二、稳定性检测

影像的质量与设备的稳定性有很大的关系,保证设备的稳定性,是保证影像质量的前提。2006 年 1 月 24 日中华人民共和国卫生部颁布的《放射诊疗管理规定》中要求:定期进行稳定性检测、校正和维护保养,由省级以上卫生行政部门资质认证的检测机构每年至少进行一次状态检测。

稳定性检测就是为确定 X 线设备在给定条件下获得的数值相对于一个初始状态的变化是否符合控制标准而进行的质量控制检测。

(一)检测用设备

1.剂量计

积分型电离室或半导体型剂量计,剂量有效量程上限不小于 10 Gy,下限不大于 1 Gy。其校正因子扩展不确定度不大于 5.0%。

2.半值层测量仪

(1)其铝片的纯度应大于 99.5%,厚度误差不超过±0.05 mm。

(2)空间分辨力测试卡:铅当量为 0.1 mmPb,最大有效线对应不小于50 Lp/cm。

(3)密度分辨力模体:应符合 AAPM 和 IEC 的相关技术要求。

(4)灰阶等级模块:灰阶层数应不低于100级,厚度误差不超过±0.02 mm。

(5)均匀模块:铝片的纯度应大于99.5%,厚度误差不超过±0.1 mm。

(6)非介入式电压表:相对误差小于±2%。

(二)稳定性检测

因各型号机器的构造和组成不同,稳定性的检测略有差别,常规X线机性能检测大致如下。

1.X线管电压检测方法

(1)分压器法:测量仪器的分压部分接于高压次级电路与X线管并联,利用分压的方法在负载条件下,直接测量管电压。

(2)直读式数字kV表测量法:将测量仪放在X线管窗口下面的X线中心线上,直接从X线束中取样,通过不同厚度铜吸收体对X线的吸收程度获取kV信息,由数字表显示出来。

(3)高压(kVp)测试暗盒法:在测试盒内装上胶片后放在摄影床上,预留接受照射的测量区,其余部分用铅板盖上,照射后,冲洗胶片用光密度计测量参考行和测量行中的光密度,求出匹配级数,然后根据发生器类型及高压区域,在相应的刻度曲线上查出对应的管电压值。

2.管电流检测方法

根据X线发生器工作状态和检测要求的差异,可选用不同的仪表。常用的测试仪表有毫安表和毫安秒表。毫安表适用于长时间曝光检测,毫安秒表用于曝光时间较短时的检测。测试时将毫安表或毫安秒表串联于X线管电流电路中测量,或接于设备技术资料中所指定的监测点。

3.曝光时间测试方法

(1)接入电路法:把测试仪的输入端接于被测试X线发生器管电流中,其曝光时间以X线管有电流时起,到管电流消失为止的时间。

(2)非接入电路法:在控制台上选择适当kV、mA,然后曝光,该仪表显示此次曝光时间。

4.曝光量的测试方法

剂量仪或低能剂量笔放在摄影床中间,管球中心对准电离室或剂量笔中心,距离焦点1 m处,固定80 kV,改变毫安和时间,但毫安秒不变,每档曝光5次,记录每次的结果。计算每档5个测量值的变异系数,作为输出量重复量的指标。计算相邻2挡的输出量,作为输出量的线性指标。

5.CR 机的常规性能检测

CR 的 IP 板稳定性检测,在不曝光条件下扫描成像,在常用的窗宽、窗位下观察,不应有伪影;在观片灯或显示器上观察原始影像,照片或影像应清晰、均匀一致,无伪影。

6.DR 平板探测器的检测

用均匀模块,选择常用 SID 和 70 kV、20 mAs 自动曝光成像,不应有伪影。如出现伪影,应进行校正,包括偏移校正:偏移量校准的目的是保证在没有 X 线入射的情况下像素中读出的数据为 0;增益校正:增益校准是获取没有物体遮挡的 X 线入射时探测器中读取的图像用来计算增益系数,在有 X 线入射的物体图像之后通过计算把每个像素的增益系数进行统一,消除不同像素的增益系数不同带来的影响;像素(坏点)校正:像素校准是通过程序查找坏点或坏线,并记录在通过获取有 X 线入射的物体图像之后依据坏点的位置周围正常点的像素值进行加权计算出坏点的位置所在点的像素值提供修复数据。

7.乳腺机检测

乳腺机作为一种专用 X 线机,其性能与检测方法又与常规射线机有所区别,在进行图像质量测试时,除了进行一般通用的分辨力和对比度的检查外,数字乳腺机还有两项特殊的测试。

(1)平面野测试:使用一个质地均匀的长方体平面模体,由 25 mm 的透明合成树脂做成,面积略大于数字探测器。测量出探测器重复得到平整、均匀模体影像的能力。有亮度均匀性、高频调制、坏像素点的数量和密度、信噪比(SNR)均匀性等参数。

(2)ACR 评分:ACR 模由一块四方的树脂玻璃构成。内部嵌有 16 个形状和大小各不相同的小组织,每个小组织模拟一种乳房中可能出现的解剖组织,树脂玻璃的衰减量相当于一个均匀密度的乳房压迫至 45 mm 厚度时的衰减量。ACR 评分一个小组织的分值可被评为 1、0.5 和 0。1 表示目标完全可视;0.5 表示目标部分可见;除去 1 和 0.5 以外的情况,定为 0 分。ACR 评分较全面地评估乳腺图像的质量水平。

上述稳定性检测,检定周期通常为 1 年,经调试,校正后检测结果应满足国家医用 X 线摄影系统相关要求。

三、影像质量控制

X 线设备的日常维护和管理及稳定性检测的最终目的是保证影像的质量,

确保诊断不因影像的质量而产生偏差和错误。为使质量保证得以贯彻实施,需制定相关的管理措施,获得稳定的高质量X线影像,同时使人员的受照剂量和所需费用达到合理的最低水平。X线影像的质量保证体系由管理系统、标准程序、设备状况、人员素质、档案记录、评价结论和改进措施等诸多环节构成,每一环节都很重要,不可或缺。

(一)质量控制的前提

设备质量控制是影像质量控制的前提,做到以下几点。

1.建立X线设备使用培训制度

保证使用X线设备的科室工作人员熟练掌握使用方法,尽可能多地掌握相关知识和操作实训,确保设备的合理使用,建立健全责任体制,充分开发X线设备的功能,加强技术协作。

2.保证设备处于最佳运行状态

每天充分预热机器,延长X线管使用寿命。要定期进行空气校准,仔细观察有无伪影,保证空间分辨力、低对比度分辨力等重要指标符合标准,定期测量反映全机运行状态的重要指标。

3.X线设备的预防性维护

做到防患于未然,降低设备故障率,有计划地进行定期检查和维护,用自带或者外部的维修软件检测各项功能是否正常,遇到隐蔽故障要及时排除。在X线设备日常使用过程中,除尘、加固、润滑、清理过滤器等保养工作十分重要。

4.做好重要医疗数据的备份和储存

为了防止计算机系统发生硬件和软件故障导致数据的丢失和不可恢复。维护计算机系统的运行,对一些垃圾软件和磁盘碎片要及时清理。

5.建立好设备档案

设备投入使用后对设备运行状态应有详细记录,在保养、维修后必须进行文字记录,便于了解设备的历史状况,总结经验,及时改进。

(二)影像质量控制的常规参数

1.清晰度

在不同密度区域内线对的分辨能力,以及胶片重建组织影像细节的能力。

2.颗粒度

X线图像是由许多小的密度区域(颗粒)组成的影像。

照片影像整体颗粒性=(胶片对比度)×(X线量子斑点)+胶片颗粒性

3.对比度和对比度分辨力

对比度是表示不同物质密度差异;对比度分辨力也称密度分辨力通常用能分辨的最小对比度的数值表示。

4.高对比度分辨力和低对比度分辨力

CT 图像分辨物体的能力。

5.空间分辨力

指在某物体间对 X 线吸收具有高的差异、形成高对比的条件下,鉴别细微结构的能力。

6.噪声

图像的噪声是评价图像质量的有用参数,噪声主要有 X 线量子噪声、电器元件及测量系统形成的噪声、重建算法形成的噪声等。

7.信噪比

指图像中的信号能量与噪声能量之比。

四、常见故障分析

(一)CR 常见故障

1.工作过程中死机故障

(1)故障现象:扫描仪工作过程中死机,按压下任何键都没有反应,关机后重新启动,扫描仪不进行自检,只有光标闪烁,无法完成开机。

(2)检修过程:将扫描仪前面板打开,重新安装扫描仪工作软件,扫描仪恢复正常工作。工作量大时,故障重现。打开发现硬盘的温度很高,同时发现周边的配件温度也很高,于是怀疑机器散热有问题,更换风扇,机器恢复正常。

2.图像传输故障

(1)故障现象:扫描仪可以正常扫描 IP 板,扫描完成后提示图像无法传送到图形工作站。

(2)检修过程:提示 IP 板扫描仪和图形工作站之间无法通信,从现象看应该是网络传输的问题,根据提示,问题在连接的网线上。发现 IP 板扫描仪的网络不通,检查交换机的指示正常,测量网线正常,于是检查扫描仪的通信端口,该端口板是将扫描仪发出的图像信号转换成网络信号发送出去,更换该端口板机器恢复正常。

(二)DR 常见故障

1.系统启动以后不能够正常曝光

(1)故障现象:操作过程中突然停电,随后又突然来电,系统启动以后不能够正常曝光。按下曝光手闸,主机报错"41El/416B/4lDl/416E POWER UNIT ROTORCONTROL ERROR"。

(2)检修过程:根据错误提示,可以将故障范围确定在旋转阳极控制驱动电路。同时在按下手闸预备档的时候没有听到旋转阳极的转动声音。打开机器,首先测量旋转阳极线圈电阻,启动和运转线圈的电阻基本一致,明线圈没有短路或者断路。然后找到转阳极驱动控制电路板肉眼观察到有一组 IGBT 有烧裂痕迹,并且旋转阳极供电电路的 DC 电源保险(25A/660 V)已烧断。更换该模块及 DC 电源保险后开机曝光正常。

2.开机后 X 线管被锁死

(1)故障现象:开机后 X 线管被锁死,不能向任何方向移动,SID 窗的位置黑屏,WS 的信息窗也没有信息显示,系统禁止曝光。

(2)检修过程:经观察发现 COLLIMATOR 一个方向的视野无论在自动和手动模式下都不能移动,系统提示 collimatorlimit switch,所以怀疑是准直器的一个方向移动过大导致限位开关动作,叶片被卡死,其无法自动回位所致。打开 collimator 手动复位,重新装上后试机,上述故障解决,但在 30×30 以上的大视野时,图像上部又存在半弧形高密度伪影,将 collimator 旋转 90°,伪影也随之旋转,于是证明此伪影仍与准直器有关,重新拆下 COLLIMATOR 观察,未见异常,再仔细安好准直器,重启系统,一切恢复正常。

3.千伏值超范围故障

(1)故障现象:机器开机正常。但在按下曝光手闸后,机器过载指示灯亮显示故障代码是"02HG"指实际的千伏值超出范围。

(2)检修过程:互换阴极和阳极高压电缆。曝光用示波器测量到阳极实际千伏值高于阴极。说明阴极和阳极高压电缆正常。后测试 CPU 控制板和千伏控制板无异常,故问题部分就是X线管,更换 X 线管后就可以正常使用。

4.准直器故障

(1)故障现象:开机进入操作界面,选择患者信息,准备做患者,按下曝光手闸,出现错误代码:424,查看准直器显示面板,窗口显示数值与距离数值为 0。

(2)检修过程:先做机器重启,结果故障依旧。检查准直器与中央处理器通信数据线,标号为 X3,测量排线,排线双向导通,排除通信功能。拆下整个准直

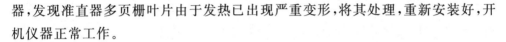

器,发现准直器多页栅叶片由于发热已出现严重变形,将其处理,重新安装好,开机仪器正常工作。

(三)数字乳腺 X 线钼靶机维修

故障现象:开机后机器不能曝光,报错为"Detector Environment Fmled"。错误代码表示为探测器环境温度错误,判断为探测器温度控制器部分出了故障。

检修过程:更换新的保险管,更换新冷却风扇,添加冷却液,清洁过滤棉,开机后仍然不正常。拆下水冷机,发现没有压缩机,是通过半导体制冷。更换半导体制冷器件后水冷机工作正常。探测器温度控制器故障排除,整机工作正常。

第二节 CT 设备的使用和维护

一、CT 日常使用规范

(一)CT 设备的工作环境要求

1.温度

CT 设备是精密医疗设备,其主要部件及元器件对环境温度有一定的要求,另外,操作控制台、扫描机架及电源稳压系统在工作时会产生大量的热量,使得扫描室、操作控制室温度上升。所以,扫描室、操作控制室应配备空调以保持温度恒定,一般要求在 18～22 ℃。

2.湿度

CT 机房湿度过高时,会导致元器件性能发生变化、精密机械部件锈蚀,湿度过低时,会使某些元件及材料的结构变形、产生静电,CT 机房的相对湿度应在 40%～65%。

3.防尘

防尘是精密电子仪器基本的要求,静电感应可使灰尘附着于电子元器件表面,对元器件的性能和寿命造成影响。出于放射防护的考虑,扫描室一般设计为封闭式,经过空调系统与室外空气进行交换。工作人员、受检者及陪伴者进入扫描室需换拖鞋或穿鞋套。

(二)CT 设备日常使用规范

《大型医用设备配置与使用管理办法》第二十一条规定:"大型医用设备上岗

人员(包括医师、操作人员、工程技术人员等)要接受岗位培训,取得相应的上岗资质"。CT 技师和 CT 诊断医师需取得相应的 CT 上岗证方能进行相关的操作和诊疗工作。

严格按照操作规程使用 CT 及附属设备。

开机前检查扫描室、操作控制室的温度和湿度是否符合设备要求,检查供电电源是否有异常,确认符合开机条件后按照操作规程开机启动设备。

开机后首先要进行 X 线管预热,使 X 线管的温度达到工作状态以起到保护 X 线管的作用,否则将会影响 X 线管的寿命。X 线管预热的过程是进行若干次曝光,曝光条件一般是从较低的管电流、管电压开始逐渐升高,使 X 线管的温度逐步上升达到稳定状态。如果间隔几个小时未进行扫描操作,系统也会提示进行 X 线管预热。

X 线管预热后进行空气校准工作,空气校准是为了修正零点漂移造成的误差,获得探测器各通道的零点漂移值,以保证采集到的数据准确性。

X 线管预热和空气校准完成后即可进行各部位的 CT 扫描工作。

关机时,按规定顺序关闭机器,再关闭总电源。关机后如需重新启动时,注意间隔一定时间,以免损坏机器。

做好交接班记录及机器使用记录,当机器出现异常时,应及时汇报、通知工程师进行检修,并详细记录故障现象、故障原因及其处理过程。

二、CT 日常维护与保养

(一)日常维护与保养

1.保持扫描室、操作控制室恒定的温湿度和清洁

要养成定时观察温/湿度计的习惯,清洁设备表面灰尘时不宜用湿抹布并尽量在断电的情况下进行,不使用有腐蚀性的清洁剂。

2.保持 CT 设备内部的清洁

防尘是 CT 设备的基本要求。由于扫描机架、操作控制台产热较大,一般都配备数个电风扇进行散热,但同时会使灰尘进入设备内部附着于元器件表面,影响元器件本身的散热和电气性能,因此,定期清理设备内部灰尘是日常保养中重要的工作。尤其要经常清洁操作控制台、扫描机架的电风扇扇叶灰尘,防止扇叶因灰尘太多影响转速甚至停转。人员进入扫描室和操作控制室需换拖鞋或穿鞋套,无关人员禁止进入操作控制室。

3.定期进行性能检测

性能检测是保证 CT 图像质量稳定的基础。利用随机附带的水模进行 CT 值、噪声和均匀性的检测，利用专用模体进行高对比分辨力、低对比分辨力的检测，此外，检查床定位精度、扫描机架倾斜度精度、定位光精度、层厚、CT 剂量指数、CT 值线性等性能也是定期检测的内容。由于 CT 技术发展迅速，进行性能检测时应尽量参照最新的国家标准。

4.安全性检查

安全性检查是 CT 设备日常维护与保养中的重要内容，日常工作中要随时留意观察、定期检查，消除安全隐患，防患于未然，避免设备事故和人身伤害的发生。检查中发现安全隐患应及时汇报并做好记录备查。安全性检查主要包括以下 3 个方面。①CT 设备本身的安全性检查，由于检查床要做反复的进、退、升、降运动，扫描机架内部要做旋转运动，扫描机架还要做前后倾斜运动，机械磨损是不可避免的，日常工作中要注意观察并留意有无异常声音。定期检查紧急制动按钮是否正常，定期检查电缆沟是否潮湿、进水、鼠咬等现象。②放射防护的安全检查，门机连锁、辐射警示灯是否正常，工作人员是否按规定佩戴个人剂量仪。③附属设施(设备)的安全性检查，自动防护门的电机、轴承、滑轨是否定期保养，激光相机、高压注射器等附属设备是否运转正常。

(二)主要部件的保养

1.机械部件的保养

对 CT 设备运动频繁的轴承、滑轮、轨道等要重点检查和保养。机械磨损的过程是逐渐的，在检查中发现磨损明显的部件应及时更换，杜绝安全隐患。①检查床运动频繁，经常对检查床的升降、进退轨道涂抹润滑油以减少磨损。②经常检查扫描机架的运动情况，前后倾斜运动时是否匀速，有无异常声音，限位开关是否正常等，对倾斜运动的轴承经常涂抹润滑油。③扫描机架内部 X 线管和探测器组件是 CT 设备运动最频繁的部件，应定期打开扫描机架外壳检查内部旋转运动情况，观察运动是否平稳、有无异常声音并做相应处理。④定期检查运动部件的轴承、滑轮、轨道、齿轮变速装置、传动装置等并做相应保养工作，磨损严重的应及时更换。⑤经常检查和保养各种平衡用和传动用的钢丝绳、链条等，CT 设备的各种紧固件也要定期检查其牢固性。

2.电子元器件的保养

电子设备在运行一段时间后元器件的性能和参数会发生一定的改变。定期检查、测量、校准重要的单元电路，如数据采集系统的增益和线性、探测器系统的输入(输出)、扫描机架旋转控制电路等,测量各关键测试点的电压值和纹波系数。电源的稳定性对整个系统的运行尤为重要,重点检测工作电压和工作频率,对电源线的绝缘性、老化程度也是检查内容之一。CT设备的接地要求相对较高,要定期检查接地装置是否完好。

3.X线管的保养

X线管是CT设备的核心部件也是消耗部件,价格高,一只CT用X线管少则几十万元多则上百万元,在CT设备运行成本中最高。X线管使用一定时间后,阳极不断蒸发的金属附着于X线管内壁,阴极灯丝会逐渐变细且内阻增大,阳极靶面因长期接受高速电子的轰击也会出现龟裂或熔化,造成X线管老化,老化到一定程度后就需更换X线管。合理地使用和保养X线管可以延长X线管的寿命并为医院节约大量成本。日常工作中,需要做好X线管预热工作,当连续扫描受检者时,应注意给X线管留有一定的间歇冷却时间,管套的表面温度不宜超过60 ℃,当X线管热容量报警时应停止扫描待X线管冷却一定时间后再继续工作。定期检查X线管冷却系统,对使用水冷机的CT设备,要对水冷机系统进行检查和保养。X线管曝光时应留意有无异常声音或放电现象。

4.螺旋CT滑环的保养

对滑环保养时,设置手动旋转模式,让滑环低速连续转动,用纱布擦拭滑环,若有脏污不易擦除可用橡皮擦拭,滑轨式滑环的保养需用专用工具进行清洁。对碳刷清洁保养时,需注意将取下的碳刷模块按信号类别分组,逐只清除碳刷上的异物然后擦拭清洁,将清洁后碳刷恢复原位固定后,旋转机架使滑环和碳刷充分磨合,分别进行低速、中速、高速旋转。滑轨式滑环采用的电刷,用棉签蘸无水酒精加紧电刷进行清洁,磨损较多的电刷可剪去根部继续使用或更换新电刷,清洁后的电刷装回滑环时要使电刷和滑环压紧。

(三)定期保养计划

CT设备的保养一般按天、周、月、季度、半年和年度等周期进行,并做好详细的保养记录。在CT设备保修期内或另外购买设备保修,合同中一般约定每一个季度由厂方工程师或第三方公司工程师负责对设备保养一次,并将保养记录提供给医院存档。

1.日保养

每天早上开机后X线管预热、空气校准是日保养工作的一部分,观察温(湿)度计显示情况以确定是否需调节空调。此外,日保养还需做好CT及附属设备的清洁工作,包括清洁操作控制台、扫描机架、检查床、图像后处理工作站、激光

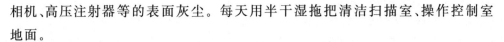

相机、高压注射器等的表面灰尘。每天用半干湿拖把清洁扫描室、操作控制室地面。

2.周保养

每周对供电电源、空调、排风扇检查是否正常。对操作控制台、扫描机架、检查床、图像后处理工作站等进行一次检查：①检查操作控制台各技术选择键是否灵活，鼠标、键盘是否灵敏，显示器的对比度、亮度是否正常；②检查扫描机架的操作键(按钮)是否灵敏有效；③检查床升(降)和进(退)运动是否正常，有无异常声音。

3.月保养

月保养的工作主要有：①清洁操作控制台、扫描机架、检查床、图像后处理工作站内部灰尘，可用带毛刷的吸尘器抽吸，包括操作控制台、扫描机架、计算机柜内的集成电路板、机箱电风扇扇叶、进风口过滤网等；②检查扫描机架内主要部件有无异常，如X线管是否有渗油或漏油现象，高压插座、高压电缆是否紧密固定，X线管冷却系统、高压发生器、探测器运行是否正常，清洁滑环碳刷(电刷)；③检查设备运动或传动部分并进行相应的保养，如轴承、滑轮、轨道的润滑，钢丝绳有无破损，机械触点是否需要清除锈迹等；④检查各紧固件是否牢靠、连接导线是否松动或脱开。

4.半年保养

主要工作有：①检查并调整操作控制台、扫描机架和检查床的机械运动状况；②对运动和传动部件进行紧固和调整，必要时更换相应的零部件；③接地电阻的检查和测量；④集成电路板引脚的清洁；⑤扫描机架、机柜进风口过滤网的清洁、更换；⑥检查接触器触点是否生锈、熔化，保险丝是否氧化，必要时更换。

5.年度保养

每年的年度保养和检修是CT设备良好运行的保障。CT设备经过一年的运行，某些机械部件、电子元器件会出现不同程度的磨损、老化，设备的性能、参数可能会出现偏差，因此检测和校准是年度保养的重要内容。年度保养主要包括：①观察X线管阳极靶面是否龟裂、熔化，管套是否有渗油或漏油，管电压、管电流输出是否准确，测量阴极灯丝电压是否正常，评估X线管的真空度是否下降；②探测器的性能是否稳定，如探测器的吸收能力、均匀性等；③检查扫描机架的主轴承的磨损状况，并加润滑剂，碳刷(电刷)是否需要更换；④评估检查床各运动、传动部件磨损情况并加以润滑；⑤高压插座、高压插头表面是否有积碳，更换硅脂和绝缘垫；⑥全面检查整套设备的机械运动部件。

三、维修后的质量保证

(一)CT 质量保证的发展

1977 年美国医学物理家协会(AAPM)发表了第 1 号报告《用于 CT 性能评价的模体及 CT 质量保证》,此报告第一次较系统地提出了 CT 质量保证及对检测模体的要求;1982 年,世界卫生组织(WHO)公布了《诊断放射学中的质量保证》,规定了 CT 的主要性能参数;1989 年和1990 年,德国分别发布了国家标准《放射诊断工作中图像质量的保证-X 线计算机断层摄影装置稳定性检测》(DIN6868-6)和《放射诊断工作中图像质量的保证-X 线计算机断层摄影装置验收和检测》(DIN6868-53);1989 年,日本制定了《关于 X 线 CT 装置性能评价的标准(草案)》,并公布了日本工业标准《X 线 CT 扫描装置体模》(JIS4923);1993 年,AAPM 发表了第 39 号公告《计算机断层设备验收测试过程详述》;1994 年,国际电工委员会(IEC)公布了《关于 X 线机断层成像设备的稳定性检测》(IEC61223-2-6);2004 年,IEC 公布了《关于 X 线机断层成像设备的验收和检测》(IEC61223-3-5)。

1995 年,卫生部颁发了《大型医用设备配置与应用管理暂行办法》;1996 年,卫生部办公厅下发了《X 线计算机体层摄影装置(CT)等大型医用设备配置与应用管理实施细则》,细则规定:新安装的CT 机验收和投入使用前必须经过验收检测、使用中的 CT 机每年进行一次状态检测;1998 年,国家质量技术监督局和卫生部联合发布了推荐性国家标准《X 线计算机断层摄影装置影像质量保证检测规范》(GB/T17589-1998),规定了 CT 设备主要性能参数的验收检测、状态检测和稳定性检测指标和检测周期;2011 年,卫生部和国家标准化委员会发布了国家标准《X 线计算机断层摄影装置影像质量保证检测规范》(GB17589-2011),对 GB/ T17589-1998 进行了修订,这是目前为止我国对 CT 质量保证最新的国家标准。

(二)CT 设备质量保证和质量控制现状

医院及影像科对 CT 设备质量保证工作往往重视不足,普遍存在重效益、轻质量的情况。在 CT 安装、验收时大部分医院由于缺乏自身的专业技术人员和专业技术能力,很少能做到质量验收把关。医院在 CT 设备招标中很少或没有提供相关的质量控制方面技术参数、资料和信息。CT 设备安装时,厂家不提供或很少提供质量控制参数的原始记录和验收标准。医院购买 CT 设备保修,容易忽略 CT 设备的质量保证,做的往往是故障性维修。此外,参与维保的厂家缺乏质量保证和质量控制的能力和水平,尤其是第三方维保。各 CT 设备生产厂

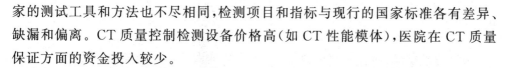

家的测试工具和方法也不尽相同,检测项目和指标与现行的国家标准各有差异、缺漏和偏离。CT质量控制检测设备价格高(如CT性能模体),医院在CT质量保证方面的资金投入较少。

(三)CT设备维修后的质量保证

为了做好CT设备的质量保证工作,在招标采购阶段需要求商家在投标文件中提供主要性能参数的指标及允许误差,在安装验收时除了完成验收检测和相关程序外,还需为用户提供验收检测数据和原始质量图像资料,作为以后的状态检测和稳定性检测的基准值。

CT设备重大维修或主要部件升级后,为鉴定其影响图像质量的性能指标是否符合约定值,必须再次进行验收检测。如果医院购买了CT设备保修,每次做维护保养服务后需要进行稳定性检测。

四、常见故障分析

CT设备作为大型医学影像设备,其机械结构和电路结构复杂、精度较高,日常工作中运行时间较长,机械部件反复、频繁的动作,高、低压电路频繁的开、关,设备出现故障在所难免,如果能严格遵守操作规程并做好日常保养工作,可以降低设备的故障率,提高医院的经济效益和社会效益。作为设备使用人员,在设备出现故障时如能正确分析并及时处理常见故障,可以提高工作效率,减少受检者等待时间。

(一)故障的分类

CT设备使用频繁、运行时间较长,发生的故障形式多样,故障的分类有多种。

1.按系统划分

故障可分为硬件故障和软件故障两大类。

(1)硬件故障:可分为6点。①扫描系统故障,包括X线发生系统、数据采集系统、高压系统、滑环系统、检查床、机架旋转、机架倾斜等;②操作控制台系统故障;③图像显示系统故障;④图像后处理系统故障;⑤电源系统故障;⑥辅助设备故障,如稳压器、激光相机、高压注射器、空调等。硬件故障又分为机械故障和电路故障两类。

(2)软件故障:可分为操作系统软件、基本功能软件、特殊功能软件、数据库系统、调试及故障诊断软件故障。

2.按故障发生形式划分

(1)突发故障:突然发生、事先无法预知的故障。

(2)诱发故障:缓慢发生的故障,在发生之前有些异常现象出现。

(3)暂时故障:虽然发生故障,但通过重新开机,或经一段时间后又可恢复正常状态。

(4)劣化故障:设备损耗、老化引起的故障,如 X 线管长期使用后会出现的老化现象。

3.按故障发生的时间段划分

(1)初期故障:设备开始使用不久,由于设计、制造工艺、材料选择上的欠缺,或使用、环境的影响等原因而引发的故障。

(2)偶发故障:在初期故障与磨损故障之间,偶然发生的故障,它与使用环境、日常维护保养有很大的关系。

(3)磨损故障:由于疲劳使用、磨损、老化等引起的故障,随着时间的增长,故障率也逐渐增大,如扫描机架旋转部件、检查床移动导轨的故障。

(4)致命故障:可能导致人身伤害或引起重大经济损失的故障,它不仅可能造成设备性能丧失,还有可能出现安全方面的问题。

(二)产生故障的原因

造成 CT 设备发生故障的原因大致可分为以下几类。

1.正常性磨损

任何设备或部件都有一定的使用期限,随着时间的推移,故障会逐渐显露出来。如 X 线管长时间的曝光、旋转阳极高速的旋转,阳极靶面、阴极灯丝、管内真空度等会出现一定程度的损伤或性能下降并最终导致 X 线管报废。扫描机架、检查床长时间的连续工作,会造成导轨、轴承的机械磨损。集成电路或接触器等元器件随着使用时间的延长也会出现老化现象。通过正常的日常维护和保养可以适当延长其使用寿命。

2.性能参数调试问题

CT 设备在安装、调试和使用阶段,要严格按照设备说明书中的技术要求进行调试和校准。若调试不当,轻则使设备工作状态不稳定或图像质量下降,重则可使元器件或部件寿命缩短。

3.操作使用不当

使用人员应严格按照设备操作规程使用设备,使用不当也是造成设备故障的原因之一,如X线管的预热、空气校准等工作不可忽视。

4.设备本身质量问题

一是设备本身设计的缺陷,新技术、新设计应用到设备中需要得到实践的检验,发现问题并得到解决才能使 CT 设备不断发展;二是由于元器件本身性能的不稳定造成;三是制造、加工、安装、调试不当也可造成设备故障。

5.环境影响

温度、湿度、设备供电、设备接地等环境因素也会影响设备故障率。

6.日常维护保养欠缺

日常维护保养工作不可忽视,从设备开始使用就要养成良好的习惯,严格执行保养维护计划可以减少故障率、延长设备或部件的使用寿命。

(三)排除设备故障的原则和方法

1.检修原则

(1)由专业人员进行检修:可以是厂家工程师、第三方维修公司工程师,也可以由院方有一定实践经验的工程技术人员完成检修。

(2)先听、看、闻后动手:先听使用人员介绍故障发生的情况,听有无异常响声,看显示器上的故障代码,看故障部位的状况,闻故障部位有无异常气味,再结合故障现象动手检查。

(3)充分利用故障诊断软件的功能:设备发生故障时往往可以显示故障部位、性质等信息,为快速、准确地排除故障提供帮助。

(4)认真阅读相关资料:检修时要认真阅读设备说明书及电路、机械图纸,熟悉相关电路的工作原理或机械部件的结构。

(5)综合分析并制定检修计划:不可无计划的盲目检修,否则可能会走弯路或使故障扩大。

2.检修注意事项

(1)按制定的检修计划进行,检修中根据实际情况,计划可进行适当调整。

(2)带电检修时需注意安全,检修工具的金属暴露部分应尽可能少,以免造成短路。高压电路曝光试验时次数应尽量减少,同时应选择低条件曝光。

(3)拆下的部件、导线应加以标记并做好记录。

(4)检修时涉及设备性能参数,检修完成后应做相关的检测工作,设备大修后还需做验收检测。

3.检修方法

不同厂家、不同型号的 CT 设备发生的故障现象形式多样,正确、熟练地运用检修方法可以提高检修效率,准而快地排除故障。

（1）控制台面板法：利用操作控制台上的开关、按键、旋钮和各种指示器来缩小故障的查找范围。

（2）直接观察感触法：充分利用眼、耳、鼻和手等发现故障所在。

（3）软件法：利用故障诊断软件提示的错误代码进行检修。

（4）信号注入法：利用信号发生器或逻辑测试笔输出各种不同的信号至部件输入端，用示波器观察部件输出端波形的变化来帮助排除故障。

（5）切割法：将电路分割为几段进行测试，可以逐步缩小故障范围找出问题所在。

（6）对比代替法：用新的元器件或电路板替换怀疑有问题的元器件或电路板，观察故障是否仍然存在，也可以用其他同型号设备的相同部件进行替换。

（7）测量法：用各种测试仪器（万用表、示波器、计时器等）测量电路，将所测数据与电路图标识数据或设备厂家提供的数据进行对比，判断故障问题所在。

CT 设备故障现象多种多样，检修方法也不尽相同。同样的故障现象，故障部位未必相同；同样的故障也可能以不同的现象表现出来。工程技术人员在实际工作中要善于总结经验教训、积累维修经验，不断提高维修技术水平。

（四）典型故障分析

1.X 线管故障

X 线管是 CT 设备较易发生故障的部件之一，也是设备中价格最高的消耗部件，一只 X 线管的价格在几十万到一百多万之间，随着曝光次数（或曝光秒数）的增加，故障发生的概率逐渐增加直至报废。正确的使用 X 线管并做好日常保养工作可以适当延长 X 线管的寿命，为医院节约使用成本。

（1）X 线管常见故障现象及分析如下。①打火：X 线管长时间使用后管内高压绝缘油性能下降、油冷系统密封不好导致空气进入、高压插头绝缘脂老化、更换 X 线管后绝缘脂涂抹不均匀、高压插头没有紧固、电流过载等原因均可能造成打火现象。②旋转阳极转速低或不启动：轴承长时间高速旋转造成过热变形或卡死。③电流过载：多数是由于 X 线管真空度下降或阳极靶面熔化等原因造成。④阴极灯丝烧断：长时间的点燃、寿命将至或不规范的操作造成（如没有预热X 线管就进行连续的曝光扫描）。⑤过热过压保护：因长时间、连续曝光后会造成管内温度过高、绝缘油压力过大而临时禁止曝光，为系统设置的保护措施，待冷却后即可恢复扫描。⑥油循环系统故障：循环泵损坏、油路堵塞、风扇故障、电源故障等原因造成。

X 线管的故障现象有时与其他高压部件（如高压发生器、高压电缆等）的故障现象表现相同(如电流过载),这时需加以判别。先摘除高压发生器的高压电缆,如果故障现象消失,可初步判断为高压发生器故障,如果故障现象仍然存在,再通过摘除X线管的高压电缆加以区分故障。

(2)X线管损坏的判断方法如下。①观察图像噪声的变化:X线管长时间使用后,阳极靶面熔化、灯丝蒸发变细使得射线量不足,图像噪声将加大,通过测量图像的噪声水平加以判断。②观察灯丝电流的变化:通过测量、比较灯丝电流与曝光次数(或曝光秒数)的变化来判断。③观察X线输出量的变化:通过测量、比较X输出量与曝光次数(或曝光秒数)的变化来判断。④通过比较厂家提供的校准值与实际测量值的变化来判断。

2.X线控制电路、高压发生器及高压电缆故障

这几部分与X线管共同构成了X线发生系统。

(1)CT内部和计算机接口故障:如手动曝光正常,计算机控制曝光异常。

(2)不曝光:需要排除以下电路(部件)故障。①X线控制部分故障;②高压初级电路故障;③高压逆变器故障;④高压发生器故障;⑤高压电缆故障;⑥旋转阳极启动保护电路故障;⑦灯丝加热电路故障;⑧其他外围设备故障,如扫描机架编码器故障、DAS接口板故障、机架内旋转或检查床运动初始位置错误等。

(3)高压发生器或高压电缆打火或管电流过载:多数是由于高压击穿或短路造成。

3.数据采集系统(DAS)故障

判断是否为DAS的故障时,可以使用硬盘内正常的原始数据重建图像,如果正常,可以初步判定为DAS的问题。DAS的故障最常见的表现为环状伪影,原因主要有:①探测器与中央计算机通信故障;②探测器漂移;③光谱改变;④X线管和探测器的位置变化;⑤X线输出量不足;⑥DAS的电压或波纹变化较大;⑦准直器故障;⑧阵列处理机故障;⑨校准不正确等。

4.滑环系统故障

常见的故障:①曝光时滑环打火伴曝光终止,碳刷周围堆积的碳粉过多造成,需经常清理积碳;②信号传输不稳、扫描数据丢失,由积碳过多引起。

5.机械运动系统故障

主要有扫描机架旋转(倾斜)、检查床升降与进退、准直器开与闭等故障。它们的共同特点是由机械装置故障和控制电路故障引起。对于机械装置故障,重点检查驱动电机、液压泵、传动皮带、齿轮、电磁阀、限位开关、紧急制动开关等;对于控制电路故障,要根据各自的电路特点分别判断。

6.计算机系统故障

主要分为计算机硬件系统故障、软件系统故障、阵列处理机(图像重建系统)故障、外围设备故障等。

7.伪影

CT伪影较为复杂,产生的原因很多,往往涉及X线管、探测器、高压发生器、图像重建、校准等。造成某一种伪影,其形成的原因可能有多种,实际工作中要善于总结经验,才能迅速、准确的判断故障并排除。

(1)环状伪影:产生的原因:①X线管寿命将至;②探测器故障,如1个或多个探测器损坏或性能下降、曝光时探测器未达到规定温度、探测器受潮等;③X线输出量下降;④X线管或准直器位置调整问题;⑤电压不稳或设备内阻过大;⑥校准不正确,校准参数表损坏;⑦积分电路故障。

(2)条状伪影:产生的原因:①滑环故障导致信息丢失;②数据传输过程中数据丢失;③同步脉冲缺失;④电压不稳。

(3)网格状伪影:主要是由于探测器与积分电路连接不良造成。

第三节　MRI 的使用和维护

一、使用注意事项

MRI运用强磁场工作,安全使用问题特别重要,归纳起来主要有以下几点。

(一)制冷剂泄漏

超导型MRI一般用液氦和液氮作制冷剂,当发生失超或容器破裂时,可能造成制冷剂泄漏。一般泄漏的制冷剂可通过专用管道排出,但也可能发生意外而进入检查室,其危险性包括:①超低温制冷剂引起冻伤;②液氦和液氮的直接伤害。液氮本身具有毒性,而液氦无直接毒性,但是两者均可能造成窒息。因此检查室必须安装氧气检测报警器,一旦发生制冷剂泄漏,所有人员必须立刻撤离。

(二)铁磁性物质的抛射

铁磁性物质被高场强的主磁场吸引,可高速向磁体抛射而引起设备损坏或

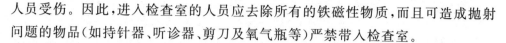

人员受伤。因此,进入检查室的人员应去除所有的铁磁性物质,而且可造成抛射问题的物品(如持针器、听诊器、剪刀及氧气瓶等)严禁带入检查室。

(三)金属异物

体内有金属异物的患者,尤其是眼球内有铁磁性异物的患者,不宜进行MRI检查。如果不能确定有无体内金属异物,则在MRI检查前可先行X线摄影检查确定。

(四)监护、抢救设备

一般的监护抢救设备都会受主磁场、梯度场及RF的干扰,无法在检查室内正常工作,而MR专用的监护抢救设备还没有被广泛应用,因此需要监护的重症患者一般不宜进行MRI检查。

(五)心脏起搏器

主磁场和RF都有可能干扰心脏起搏器的工作,而且起搏器导线还可产生诱发电流,可能造成心率紊乱或组织烧伤。因此安装有心脏起搏器的人员禁止进入5高斯线范围,更严禁进入MR检查室或接受MRI检查。

(六)人工植入物

目前,内支架、血管夹、人工瓣膜、静脉滤器、内固定器、人工关节等人工植入物应用越来越广泛。但铁磁性物质制造的植入物将严重干扰磁场,因此不能进行MRI检查。非磁性不锈钢或钛合金材料的植入物,则可以进行MRI检查。检查前需要明确植入物的材料,在不清楚植入物材料性质的前提下不可冒险检查。

(七)幽闭恐惧症患者

幽闭恐惧症患者不能忍受狭小的空间,因此在MRI磁体的检查孔中会出现严重的压抑、气急、恐惧等反应。在MRI检查中,$3\%\sim10\%$的受检者会出现紧张、恐慌等精神反应,甚至不能完成MRI检查,幽闭恐惧症是其中较为严重的反应。因此,可采取检查前给患者耐心介绍MRI检查的过程和可能出现的情况,如噪声等,有助于减轻患者的精神反应;对于严重患者可适当使用镇静药物或选择CT等其他检查方法。

(八)孕妇

尽管MRI被认为对胎儿发育没有明显影响,但目前还是主张妊娠3个月以内的孕妇不宜做MRI检查。另外,由于Gd-DTPA等多种MRI对比剂可以通过胎盘,因此目前也不主张对孕妇使用 MRI 对比剂。

二、日常维护保养

MRI 根据类型和场强不同,其价格差异较大,但总体说来 MRI 属大型、贵重医疗设备,因此,它的日常维护保养工作显得非常重要。其主要内容如下。

(1)扫描期间保持恒温、恒湿,换新风装置工作正常。

(2)定期检查校准射频管工作特性曲线,确保射频管工作在最佳状态。

(3)定期检查校准磁体匀场,保证图像质量优质。

(4)常导磁体供电电源应确保稳压、稳流、通风散热情况良好;超导磁体应每天记录液氦消耗量。工作中每天均需确认保证液氦液面计工作正常。

(5)定期检查梯度冷水机和冷头冷水机,定期补充循环水量,确保冷水温度、压力、流量符合工作要求。

(6)日常工作中,应避免磁体内遗留金属物品,定期清理磁体扫描孔,清除杂物。

(7)在更换各种检查线圈时,应注意拆卸、搬运动作一定要轻柔,应定期清洁线圈连接插头、插座。

(8)MRI 首次安装时使用过的磁体吊装金属支架、轮式运输支架及配套螺栓等物品一定要妥善保管储存,以备更新换装设备时使用。

(9)每天必须有专人负责检查记录液氦水平、冷头和冷水机运行状况、每天开机后执行 QA 和 QC 程序并记录结果。

(10)制冷剂水平面降至 55%～60% 前就提前联系安排补充事宜。防止因制冷剂缺货、制冷系统突然故障而导致制冷剂过度挥发,造成风险与损失。

第三章

胸部疾病的X线诊断

第一节　气管与支气管疾病的 X 线诊断

一、气管与支气管炎

(一)概述

气管与支气管炎是由生物、物理、化学刺激或过敏等因素引起的气管与支气管黏膜炎症。临床症状主要为咳嗽和咳痰。可分为急性与慢性两种。

(二)局部解剖

气管起于环状软骨下缘(平第 6 颈椎体下缘),向下至胸骨角平面(平第 4 胸椎体下缘),分为左、右主支气管,其分叉处称气管权。左主支气管细而长,嵴下角大,斜行。右主支气管短而粗,嵴下角小,走行较直。主支气管进入肺门后,左主支气管分上、下两支,右主支气管分上、中、下 3 支,进入相应的肺叶,称肺叶支气管。肺叶支气管再分支即肺段支气管(图 3-1)。

(三)临床表现与病理基础

急性气管与支气管炎,起病急,通常全身症状较轻,可有发热。初为干咳或少量黏液痰,随后痰量增多,咳嗽加剧,偶伴血痰。听诊可闻及散在干、湿啰音,咳嗽后减少或消失。呼吸道表现在 2～3 周消失,如反复发生或迁延不愈,可发展为慢性支气管炎。慢性支气管炎以咳嗽、咳痰为主要症状,患者每年发病持续 3 个月,连续 2 年或 2 年以上,并除外引起慢性咳嗽、咳痰的其他疾病。急性气管与支气管炎:气管、支气管黏膜充血水肿,淋巴细胞和中性粒细胞浸润;同时可伴纤毛上皮细胞损伤脱落;黏液腺体肥大增生。

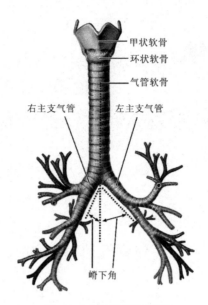

图 3-1 支气管树解剖图

(四)X 线表现

早期 X 线检查阴性,当病变发展到一定阶段,胸片上可出现某些异常征象,主要表现为肺纹理增多、增粗、增强、紊乱、扭曲及变形。由于支气管增厚,当其走行与 X 线垂直时可表现为平行的线状致密影,即"轨道征"。肺组织的纤维化表现为条索状或网状阴影。弥漫性肺气肿表现为肺野透亮度的增加,肋间隙增宽,心脏垂直,膈低平。小叶中心性肺气肿表现为肺透亮度不均匀,或形成肺大疱。肺组织的纤维化也可导致肺动脉压力过高,累及心脏,使肺动脉段隆凸、右心室肥厚增大(图 3-2)。

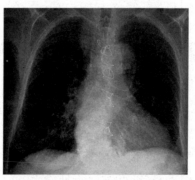

图 3-2 支气管炎 X 线影像表现
双肺纹理增多、增强、增粗、紊乱

二、支气管扩张

(一)概述

支气管扩张为较常见的慢性呼吸道疾病,是指支气管管腔超过正常范围的永久性或不可逆转性改变。分先天性和继发性两种,以后者居多。继发性支气管扩张大多继发于急、慢性呼吸道感染和支气管阻塞后,反复发生支气管炎症、致使支气管壁结构破坏,引起支气管异常和持久性扩张。

(二)临床表现与病理基础

主要为慢性咳嗽、咳大量浓痰、反复咯血、反复肺部感染和慢性感染中毒症状等,其严重度可用痰量估计:轻度,<10 mL/d;中度,10～150 mL/d;重度,>150 mL/d。50%～70%的患者有程度不等的咯血,咯血量与病情严重程度、病变范围有时不一致。患者反复感染常表现为同一肺段反复发生肺炎并迁延不愈。早期或干性支气管扩张可无异常肺部体征,病变重或继发感染时常可闻及下胸部、背部固定而持久的局限性粗湿啰音,有时可闻及哮鸣音。支气管扩张常常是位于段或亚段支气管管壁的破坏和炎性改变,受累管壁的结构,包括软骨、肌肉和弹性组织破坏被纤维组织替代。

肉眼可见支气管壁明显增厚,伴有不同程度的变形,管腔可呈囊、柱状或梭状扩张。扩张的管腔内常有黏液充塞、黏膜明显炎症及溃疡,支气管壁有不同程度破坏及纤维组织增生。镜下可见支气管壁淋巴细胞浸润或淋巴样结节,黏液腺及淋巴细胞非常明显。支气管黏膜的柱状上皮常呈鳞状上皮化生。支气管壁有不同程度的破坏,甚至不能见到正常结构,仅见若干肌肉及软骨碎片。管壁上有中性粒细胞浸润,周围肺组织常有纤维化、萎陷或肺炎等病理基础。一般炎性支气管扩张多见于下叶。由于左侧总支气管较细长,与气管的交叉角度近于直角,因此痰液排出比右侧困难,特别是舌叶和下叶基底段更是易于引流不畅,导致继发感染,伴随支气管行走的肺动脉可有血栓形成,有的已重新沟通。支气管动脉也可肥厚、扩张。支气管动脉及肺动脉间的吻合支明显增多。病变进展严重时,肺泡毛细血管广泛破坏,肺循环阻力增加,最后可并发肺源性心脏病甚至心力衰竭。

(三)X线表现

支气管扩张在透视或平片肺部可无异常表现,有的表现为肺纹理增多、紊乱或呈网状、蜂窝状,还可见支气管管径明显增粗的双轨征或者不规则的杵状致密影。扩张的支气管表现为多发薄壁囊状空腔阴影,其内常有液平面。病变区可有肺叶或肺段范围肺不张,表现为密度不均的三角致密影,其内可见柱状、囊状透光区及肺纹理聚拢。继发感染时显示小片状和斑点状模糊影,或大片密度增高影,常局限于扩张部位。经治疗可以消退,易反复发作。因此,支扩、肺部感染、肺不张三者常并存,且互为因果(图3-3)。

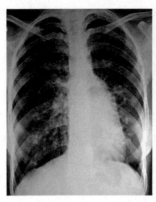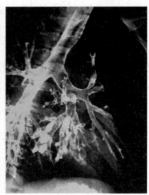

图 3-3 支气管囊状扩张 X 线影像表现

三、先天性支气管囊肿

(一)概述

先天性支气管囊肿是胚胎发育时期气管支气管树分支异常的罕见畸形,分为纵隔囊肿、食管壁内囊肿和支气管囊肿。可为单发或多发,大小可从数毫米至一厘米占据一侧胸廓的 1/3~1/2。纵隔支气管囊肿大多位于隆突附近,通过蒂与一侧支气管相连。通常为孤立性,多位于后纵隔,中纵隔次之,上纵隔最少。可因周围结构的压力产生症状。

(二)临床表现与病理基础

婴幼儿的纵隔囊肿可压迫大气道引起呼吸困难,哮鸣或持续性咳嗽,运动时明显加重。一些成人的纵隔支气管囊肿可长到很大而没有症状。出现的症状或体征大多数是由于继发感染引起,或者由囊肿压迫周围组织或器官引起。胚芽发育障碍发生在气管或主支气管分支阶段形成的囊肿。

位于纵隔内,称为支气管囊肿;发生在小支气管分支阶段的发育障碍形成的囊肿,多数位于肺组织内,称为肺囊肿。支气管肺囊肿多见于下叶,两肺分布均等;纵隔支气管囊肿大多位于隆突附近,通过蒂与一侧支气管相连通常为孤立性,后纵隔多见,中纵隔次之,上纵隔最少。囊肿为单房或多房,薄壁,内覆呼吸性上皮,通常充满黏液样物质。囊壁可含黏液腺、软骨、弹性组织和平滑肌。

(三)X线表现

单发囊肿一般下叶比上叶多见,而多发囊肿可见一叶、一侧或者双侧肺。

1.含液囊肿

呈圆形、椭圆形或分叶状;高密度影,密度均匀,出血者可见钙化;边缘光滑锐利,有时囊壁可见弧形钙化,周围肺组织清晰;深呼、吸气相囊肿形态大小可改变;邻近胸膜无改变。

2.含气囊肿

薄壁环状透亮影,囊肿壁厚度1 mm左右;囊肿越大壁越薄;囊壁内外缘光滑且厚度均匀一致;透视下或呼吸相摄片,可见其大小和形态有改变;与支气管相通处活瓣性阻塞,则形成张力性含气囊,同侧肺纹理受压集中,且被推向肺尖或肋膈区,纵隔向健侧移位;有时含气囊肿可见有间隔,表现为多房性。

3.液气囊肿

囊肿内可见液气平面;感染后囊壁增厚;反复感染后囊壁可有纤维化改变;并发感染则在其周围可见斑片状浸润影,与周围肺组织发生粘连,可是其形态不规则;位于叶间胸膜附近的肺囊肿感染时,可见局部叶间胸膜增厚。

4.多发性肺囊肿

多见于一侧肺;多为含气囊肿,大小不等,占据整侧肺时,称为蜂窝肺或囊性肺;少数可见小的液平面,立位可见高低不平的多个液平面;囊壁薄而边缘锐利,感染后囊壁可增厚且模糊;通常伴有胸膜增厚;肺体积减小(图 3-4)。

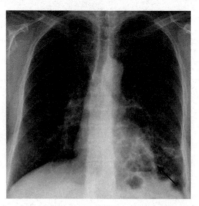

图 3-4　支气管囊肿 X 线影像表现

左下肺多发囊状影(箭头所示),内见液平

四、气管、支气管异物

(一)概述

气管、支气管异物为临床常见急症。异物可存留在喉咽腔、喉腔、气管和支气管内,引起声嘶、呼吸困难等,右支气管较粗短长,故异物易落入右主支气管。本病75%发生于2岁以下的儿童。

(二)临床表现与病理基础

异物所在部位不同,可有不同的症状。喉异物:异物进入喉内时,出现反射性喉痉挛而引起吸气性呼吸困难和剧烈的刺激性咳嗽。如异物停留于喉入口,则有吞咽痛或咽下困难。如异物位于声门裂,大者出现窒息,小者出现呛咳及声嘶、呼吸困难、喉鸣音等。如异物为小膜片状贴于声门下,则可只有声嘶而无其他症状。尖锐异物刺伤喉部可发生咯血及皮下气肿。气管异物:异物进入气道立即发生剧烈呛咳,并有憋气、呼吸不畅等症状。随着异物贴附于气管壁,症状可暂时缓解;若异物轻而光滑并随呼吸气流在声门裂和支气管之间上下活动,可出现刺激性咳嗽,闻及拍击音;气管异物可闻及哮鸣音,两肺呼吸音相仿。如异物较大,阻塞气管,可致窒息。此种情况危险性较大,异物随时可能上至声门引起呼吸困难或窒息。支气管异物:早期症状和气管异物相似,咳嗽症状较轻。植物性异物,支气管炎症多较明显即咳嗽、多痰。呼吸困难程度与异物部位及阻塞程度有关。大支气管完全阻塞时,听诊患侧呼吸音消失;不完全阻塞时,可出现呼吸音降低。

(三)X线表现

气管、支气管异物在影像学中的具体表现,通常会和异物形状、异物大小以及异物性质、停滞时间、感染与否等因素息息相关。

1.直接征象

金属、石块及牙齿等不透X线的异物在X线胸片上可显影。根据阴影形态可判断为何种异物。正位及侧位胸片能准确定位。密度低的异物在穿透力强的正位胸片、斜位胸片及支气管体层片上引起气道透亮阴影中断;间接征象:非金属异物在X线上不易显示,根据异物引起的间接征象而诊断。

2.气管内异物

异物引起呼气性活瓣梗阻时,发生阻塞性肺气肿,使两肺含气增多。由于吸气时进入肺内的气体比正常情况少,胸腔负压增大,引起回心血量增多,故心脏阴影增大,同时膈肌上升。呼气时因气体不能排除,胸内压力增高,使心影变小,膈下降。这些表现与正常情况相反。

3.主支气管异物

一侧肺透光度增高：呼气性活瓣阻塞时患侧透明度升高，肺血管纹理变细；纵隔摆动：透视或者拍摄呼、吸气相两张对比判断。呼气性活瓣阻塞时纵隔在呼气相向健侧移位，吸气时恢复正常位置。吸气性活瓣阻塞时纵隔在吸气相向患侧移位，呼气时恢复正常位置；阻塞性肺炎和肺不张：支气管阻塞数小时后可发生小叶性肺炎，较长时间的阻塞后发生肺不张。阻塞性肺炎表现为斑片状阴影，肺纹理增粗、密集、模糊。肺不张后，肺体积缩小，呈致密阴影。长期肺不张引起支气管扩张和肺纤维化，使阴影的密度不均匀；其他改变：肺泡因剧烈咳嗽时内压增高而破裂，肺间质内有气体进入发生间质性肺气肿，气体沿间质间隙进入纵隔而发生纵隔气肿，表现为纵隔旁带状低密度影，继之发生颈部气肿，面、头、胸部皮下气肿。气体从纵隔破入胸腔发生气胸。

4.肺叶支气管异物

早期为阻塞性肺炎，为反复发生或迁延不愈的斑片状阴影。发生肺不张后肺体积缩小、密度增高，病变发生在相应的肺叶内（图 3-5）。

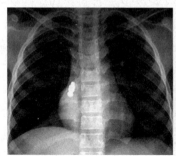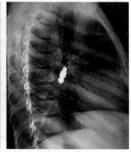

图 3-5　右侧中间段支气管异物 X 线影像表现

第二节　胸膜疾病的 X 线诊断

一、胸膜炎

(一)概述

胸膜炎又称"肋膜炎"，是胸膜的炎症。胸膜炎是致病因素（通常为病毒或细菌)刺激胸膜所致的胸膜炎症。胸腔内可有液体积聚(渗出性胸膜炎)或无液体积聚(干性胸膜炎)。炎症消退后,胸膜可恢复至正常,或发生两层胸膜相互粘连。由多种病因引起,如感染、恶性肿瘤、结缔组织病、肺栓塞等。

(二)局部解剖

胸膜是衬覆于胸壁内面、膈上面、纵隔两侧面和肺表面等处的一层浆膜。被覆于胸壁内面、纵隔两侧面和膈上面及突至颈根部等处的胸膜部分称壁胸膜,覆盖于肺表面的称脏胸膜,两层胸膜之间密闭、狭窄、呈负压的腔隙称胸膜腔。壁、脏两层胸膜在肺根表面及下方互相移行,肺根下方相互移行的两层胸膜重叠形成三角形的皱襞称肺韧带。

壁胸膜依其衬覆部位不同分为以下4部分。

(1)肋胸膜是衬覆于肋骨、胸骨、肋间肌、胸横肌及胸内筋膜等诸结构内面的浆膜,其前缘位于胸骨后方,后缘达脊柱两侧,下缘以锐角反折移行为膈胸膜,上部移行为胸膜顶;膈胸膜覆盖于膈上面,与膈紧密相贴、不易剥离;纵隔胸膜衬覆于纵隔两侧面,其中部包裹肺根并移行为脏胸膜,纵隔胸膜向上移行为胸膜顶,下缘连接膈胸膜,前、后缘连接肋胸膜;胸膜顶是肋胸膜和纵隔胸膜向上的延续,突至胸廓入口平面以上,与肺尖表面的脏胸膜相对,在胸锁关节与锁骨中、内1/3交界处之间,胸膜顶高出锁骨上方1~4 cm,经锁骨上臂丛麻醉或针刺时,为防止刺破肺尖,进针点应高于锁骨上4 cm。

(2)脏胸膜是贴附于肺表面,并伸入至叶间裂内的一层浆膜。因其与肺实质连接紧密故又称肺胸膜。

(3)胸膜腔是指脏、壁胸膜相互移行,二者之间围成的封闭的胸膜间隙,左、右各一,呈负压。胸膜腔实际是个潜在的间隙,间隙内仅有少许浆液,可减少摩擦。

(4)胸膜隐窝是不同部分的壁胸膜返折并相互移行处的胸膜腔,即使在深吸气时,肺缘也达不到其内,故名胸膜隐窝。主要包括肋膈隐窝、肋纵隔隐窝和膈纵隔隐窝等。①肋膈隐窝左右各一,由肋胸膜与膈胸膜返折形成,是诸胸膜隐窝中位置最低、容量最大的部位。深度可达两个肋间隙,胸膜腔积液常先积存于肋膈隐窝。②肋纵隔隐窝位于心包处的纵隔胸膜与肋胸膜相互移行处,因左肺前缘有心切迹,所以左侧肋纵隔隐窝较大。③膈纵隔隐窝位于膈胸膜与纵隔胸膜之间,因心尖向左侧突出而形成,故该隐窝仅存在于左侧胸膜腔(图3-6)。

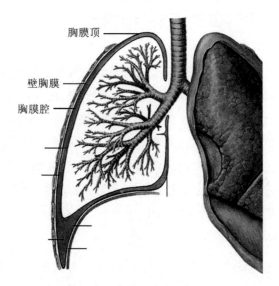

图 3-6　胸膜局部解剖图

(三)临床表现与病理基础

胸膜炎最常见的症状为胸痛。胸痛常突然出现,程度差异较大,可为不明确的不适或严重的刺痛,可仅在患者深呼吸或咳嗽时出现,亦可持续存在并因深呼吸或咳嗽而加剧。亦可表现为腹部、颈部或肩部的牵涉痛。胸膜炎是致病因素刺激胸膜所致的胸膜炎症,使胸膜充血、水肿,白细胞浸润并有多数内皮细胞脱落,胸膜面失去其原来的光泽。胸膜纤维蛋白渗出,致使胸膜增厚粗糙。

(四)X 线表现

急性期主要表现为胸腔游离积液或包裹性积液,部分患者并发支气管胸膜瘘则可见气液平面。积液量少时可见肋膈角变钝。慢性期主要表现为胸膜增厚、粘连,甚至钙化,使患侧肋间隙变窄,胸廓塌陷,纵隔移向患侧,横膈上升。胸膜钙化时在肺野边缘呈片状、不规则点状或条状高密度影。包裹性胸膜炎时,胸膜钙化可呈弧线形或不规则环形。

二、胸膜间皮瘤

(一)概述

胸膜间皮瘤为胸膜原发性肿瘤,是来源于脏层、壁层、纵隔或横膈四部分胸膜的肿瘤。国外发病率高于国内,各为 0.07% ～0.11% 和 0.04%。死亡率占全世界所有肿瘤的 1% 以下。近年有明显上升趋势。50 岁以上多见,男女之比为

2：1。与石棉接触有关。目前,恶性型尚缺乏有效的治疗方法。

(二)临床表现与病理基础

局限型者可无明显不适或仅有胸痛、活动后气促;弥漫型者有较剧烈胸痛、气促、消瘦等。患侧胸廓活动受限,饱满,叩诊浊音,呼吸音减低或消失,可有锁骨上窝及腋下淋巴结肿大。由于间皮瘤细胞形态的多样性,光镜下恶性间皮瘤组织学分型尚不统一。世界卫生组织曾将弥漫性恶性间皮瘤分为上皮型、肉瘤型和混合型。电镜检查示瘤细胞表面及瘤细胞内腔面有细长的蓬发样微绒毛,胞浆内丰富的张力微丝及糖原颗粒,有双层或断续的基底膜,瘤细胞间有较多的桥粒为恶性间皮瘤的超微结构特征。

(三)X 线表现

难以显示小的病灶,有时仅可见胸腔积液。病变较大时可以显示突入肺野的结节,呼吸时随肋骨运动(图 3-7)。

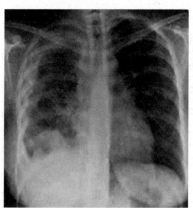

图 3-7　胸膜间皮瘤 X 线影像表现

三、气胸与液气胸

(一)概述

气胸是指气体进入胸膜腔,造成积气状态,称为气胸。通常分为三大类:自发性气胸、创伤性气胸和人工气胸。自发性气胸是由于肺部疾病使肺组织和脏层胸膜破裂,或由于靠近肺表面的微小泡和肺大疱破裂,肺和支气管内空气进入胸膜腔所致。液气胸则是指气胸的同时伴有胸腔内积水。

(二)临床表现与病理基础

起病大多急骤,典型症状为突发胸痛、继而胸闷或呼吸困难,并可有刺激性干咳。也有发病缓慢,甚至无自觉症状。部分患者发病前有用力咳嗽、持重物、屏气或剧烈活动等诱因,也有不少患者在正常活动或安静休息时发病。症状轻重取决于起病急缓、肺萎缩程度、肺原发疾病以及原有心肺功能状况等。胸体征视积气多少而定。少量气胸可无明显体征,气体量多时患侧胸部饱满,呼吸运动减弱,触觉语颤减弱或消失,叩诊鼓音,听诊呼吸音减弱或消失。肺气肿并发气胸患者虽然两侧呼吸音都减弱,但气胸侧减弱更明显。大量气胸时纵隔向健侧移位。右侧大量气胸时肝浊音界下移,左侧气胸或纵隔气肿时在左胸骨缘处听到与心跳一致的咔嗒音或高调金属音。当患者出现发绀、大汗、严重气促、心动过速和低血压时应考虑存在张力性气胸。

(三)X线表现

可对气胸及液气胸做出诊断,并可判断肺组织被压缩的程度。气胸区无肺纹理,为气体密度。少量气胸时,气胸区呈线状或带状,可见被压缩肺的边缘,呼气时显示较清楚。大量气胸时,气胸区可占据肺野的中外带,内带为压缩的肺,呈密度均匀软组织影。同侧肋间隙增宽,横膈下降,纵隔向健侧移位,对侧可见代偿性肺气肿。

第三节　肺部先天性疾病的 X 线诊断

一、先天性肺发育不全

(一)概述

肺先天性发育不全可根据其发生程度分为 3 类。①肺未发生:一侧或双侧肺缺如。②肺未发育:支气管原基呈一终端盲囊,未见肺血管及肺实质。③肺发育不全:可见支气管、血管和肺泡组织但数量和/或容积减少。患者可能伴发肺血管及其他畸形病变。先天性肺发育不全的主要原因可能是胸内肺生长发育的有效容量减少,最常见的原因是膈疝一侧膈肌不能关闭,腹腔脏器疝入胸腔,从而影响肺的发育。

(二)局部解剖

肺位于胸腔内,在膈肌的上方、纵隔的两侧。肺的表面被覆脏胸膜,透过胸膜可见许多呈多角形的小区,称肺小叶,其发炎称小叶性肺炎。正常肺呈浅红色,质柔软呈海绵状,富有弹性。成人肺的重量约等于自己体重的 1/50,男性为 1 000~1 300 g,女性为 800~1 000 g。健康男性成人两肺的空气容量为 5 000~6 500 mL,女性小于男性。

　　两肺外形不同,右肺宽而短,左肺狭而长。肺呈圆锥形,包括一尖、一底、三面、三缘。肺尖钝圆,经胸廓上口伸入颈根部,在锁骨中内 1/3 交界处向上突至锁骨上方达 2.5 cm。肺底坐于膈肌上面,受膈肌压迫肺底呈半月形凹陷。肋面与胸廓的外侧壁和前、后壁相邻。纵隔面即内侧面与纵隔相邻,其中央有椭圆形凹陷,称肺门。膈面即肺底,与膈相毗邻。前缘为肋面与纵隔面在前方的移行处,前缘角锐利,左肺前缘下部有心切迹,切迹下方有一突起称左肺小舌。后缘为肋面与纵隔面在后方的移行处,位于脊柱两侧的肺沟中。下缘为膈面与肋面、纵隔面的移行处,其位置随呼吸运动而显著变化。

　　肺借叶间裂分叶,左肺的叶间裂为斜裂,由后上斜向前下,将左肺分为上、下两叶。右肺的叶间裂包括斜裂和水平裂,它们将右肺分为上、中、下三叶。肺的表面有毗邻器官压迫形成的压迹或沟。如:两肺门前下方均有心压迹;右肺门后方有食管压迹,上方是奇静脉沟;左肺门上方毗邻主动脉弓,后方有胸主动脉(图 3-8)。

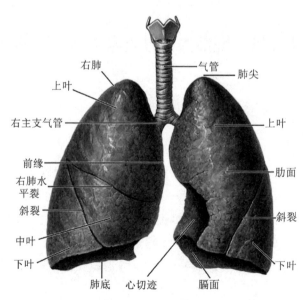

图 3-8　肺局部解剖

(三)临床表现与病理基础

严重病例出生后即死亡。主要表现为呼吸困难,甚至呼吸窘迫,以及长期反复呼吸道感染,体检可见患侧胸廓塌陷,活动度减弱,叩诊呈浊音,听诊呼吸音减低或消失,患者可伴有其他先天性畸形的临床表现,如肾功能不全等。病情轻微者可能无明显临床症状,仅于常规胸部X线检查时发现。

(四)X线表现

肺的发育异常通常表现为患侧片状密度均匀密度增高影,无肺纹理,患侧膈肌抬高,肋间隙变窄,纵隔偏向患侧;健侧代偿性肺气肿,血管纹理增粗。按肺发育状况具体分为如下几种。①一侧肺不发育:患侧胸腔无含气肺组织及支气管影,纵隔向患侧移位,健侧肺代偿气肿或伴发肺纵隔疝;②一侧肺发育不全:患侧部分肺膨胀不全,或呈均匀致密影,纵隔向患侧移位;③肺叶发育不全:肺内密实影尖端指向肺门,支气管造影可见支气管扩张(图3-9)。

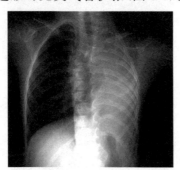

图3-9 先天性肺发育不全X线表现

二、肺隔离症

(一)概述

肺隔离症是一种先天畸形,指没有功能的胚胎性、囊肿性肺组织从正常肺隔离出来。一般不与呼吸道相通连,供血动脉来自主动脉(胸主动脉或腹主动脉分支)。可分为两型:叶内型及叶外型,叶内型较多见,病肺与其邻近正常肺组织被同一脏层胸膜所覆盖,可发生在任何肺叶内,但多见于肺下叶。尤以左侧后基底段为多。叶外型较少见,病部位于其邻近正常肺组织的脏层胸膜外,多数位于左肺下叶与横膈之间。

(二)局部解剖

局部解剖同图3-8。

(三)临床表现与病理基础

病肺初始阶段可不与正常支气管相通,可无任何症状,仅在 X 线检查时发现胸内有肿块状阴影。可出现咳嗽、咳痰、发热和反复肺感染等症状。肺隔离症是肺的发育畸形,部分肺组织与主体肺分隔,并形成无功能囊性肿块。可分为叶内型和叶外型两种,叶内型即病肺周围系正常肺组织,二者有共同的胸膜包裹,与正常支气管系统相通,并有来自体循环的异常动脉,本型约 60% 位于左侧,几乎均在下叶的后基底段。叶外型者病变部分有自身的胸膜,也有来自体循环的异常动脉,多在肺下韧带内,同时有肺动脉、肺静脉回流至奇静脉、半奇静脉和门脉系统,病变部位的支气管与正常的支气管不相通,故不具呼吸功能。

(四)X 线表现

肺野下叶后基底段近脊柱旁圆形或类圆形密度增高影少数有分叶状,边界清晰,密度较均匀,常合并感染,与气道相通时可见囊状影像,可见气液平。胸片主要是发现病灶及位置(图 3-10)。

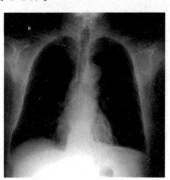

图 3-10　肺隔离症 X 线表现

第四节　肺部感染性病变的 X 线诊断

一、大叶性肺炎

(一)概述

病原体先在肺泡引起炎症,经肺泡间孔向其他肺泡扩散,致使部分肺段或整个肺段、肺叶发生炎症改变。典型者表现为肺实质炎症,通常并不累及支气管。致病菌多为肺炎链球菌。

(二)局部解剖

局部解剖图同图 3-8。

(三)临床表现与病理基础

起病急骤,寒战、高热、胸痛、咳嗽、咳铁锈色痰。早期肺部体征无明显异常,重症者可有呼吸频率增快、鼻翼翕动、发绀等。实变期可有典型体征,如患侧呼吸运动减弱,语颤增强,叩诊浊音,听诊呼吸音减低,有湿啰音或病理性支气管呼吸音。

大叶性肺炎其病变主要为肺泡内的纤维素性渗出性炎症(图 3-11)。一般只累及单侧肺,以下叶多见,也可先后或同时发生于两个以上肺叶。典型的自然发展过程大致可分为 4 个期。充血水肿期:主要见于发病后 1～2 天。肉眼观,肺叶肿胀、充血,呈暗红色,挤压切面可见淡红色浆液溢出。镜下,肺泡壁毛细血管扩张充血,肺泡腔内可见浆液性渗出物,其中见少量红细胞、嗜中性粒细胞、肺泡巨噬细胞。渗出物中可检出肺炎链球菌,此期细菌可在富含蛋白质的渗出物中迅速繁殖。红色肝变期:一般为发病后的 3～4 天进入此期。肉眼观,受累肺叶进一步肿大,质地变实,切面灰红色,较粗糙。胸膜表面可有纤维素性渗出物。镜下,肺泡壁毛细血管仍扩张充血,肺泡腔内充满含大量红细胞、一定量纤维素、少量嗜中性粒细胞和巨噬细胞的渗出物,纤维素可穿过肺泡间孔与相邻肺泡中的纤维素网相连,有利于肺泡巨噬细胞吞噬细菌,防止细菌进一步扩散。灰色肝变期:见于发病后的第 5～6 天。肉眼观,肺叶肿胀,质实如肝,切面干燥粗糙,由于此期肺泡壁毛细血管受压而充血消退,肺泡腔内的红细胞大部分溶解消失,而纤维素渗出显著增多,故实变区呈灰白色。镜下,肺泡腔渗出物以纤维素为主,纤维素网中见大量嗜中性粒细胞,红细胞较少。肺泡壁毛细血管受压而呈贫血状态。渗出物中肺炎链球菌多已被消灭,故不易检出。溶解消散期:发病后 1 周左右,随着机体免疫功能的逐渐增强,病原菌被巨噬细胞吞噬、溶解,嗜中性粒细胞变性、坏死,并释放出大量蛋白溶解酶,使渗出的纤维素逐渐溶解,肺泡腔内巨噬细胞增多。溶解物部分经气道咳出,或经淋巴管吸收,部分被巨噬细胞吞噬。肉眼观,实变的肺组织质地变软,病灶消失,渐近黄色,挤压切面可见少量脓样混浊的液体溢出。病灶肺组织逐渐净化,肺泡重新充气,由于炎症未破坏肺泡壁结构,无组织坏死,故最终肺组织可完全恢复正常的结构和功能。

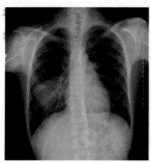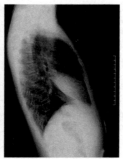

图 3-11　大叶性肺炎 X 线影像表现

可见大片状高密度影

二、支气管肺炎

(一)概述

病原体经支气管入侵,引起细支气管、终末细支气管及肺泡的炎症,常继发于其他疾病。其病原体有肺炎链球菌、葡萄球菌、病毒、肺炎支原体以及军团菌等。

(二)临床表现与病理基础

主要为发热、咳嗽、呼吸困难和发绀,全身中毒症状,肺部可闻及中、小湿啰音等。重症者,以上症状体征明显加重,可有呼吸衰竭,心力衰竭,中毒性脑病、脱水性酸中毒、中毒性肠麻痹,中毒性肝炎,还可并发脓胸、脓气胸、肺脓肿、肺大疱和败血症等。

病理可分为一般性和间质性两大类。一般性支气管肺炎主要病变散布在支气管壁附近的肺泡,支气管壁仅黏膜发炎。肺泡毛细血管扩张充血,肺泡内水肿及炎性渗出,浆液性纤维素性渗出液内含大量中性粒细胞、红细胞及病菌。病变通过肺泡间通道和细支气管向周围邻近肺组织蔓延,呈小点片状的灶性炎症,而间质病变多不显著。有时小病灶融合起来成为较大范围的支气管肺炎,但其病理变化不如大叶肺炎那样均匀致密。后期在肺泡内巨噬细胞增多,大量吞噬细菌和细胞碎屑,可致肺泡内纤维素性渗出物溶解吸收、炎症消散、肺泡重新充气。间质性支气管肺炎主要病变表现为支气管壁、细支气管壁及肺泡壁的发炎、水肿与炎性细胞浸润,呈细支气管炎、细支气管周围炎及肺间质炎的改变。蔓延范围较广,当细支气管壁上细胞坏死,管腔可被黏液、纤维素及破碎细胞堵塞,发生局限性肺气肿或肺不张。病毒性肺炎主要为间质性肺炎。但有时灶性炎症侵犯到肺泡,致肺泡内有透明膜形成。晚期少数病例发生慢性间质纤维化,可见于腺病毒肺炎。

(三)X线表现

支气管肺炎又称小叶性肺炎,其典型X线表现为:病变多见于两肺中下肺野的内、中带;病变具有沿支气管分布的特征,多呈斑点及斑片状密度增高影,边界不清,可以融合呈大片状,液化坏死后可见空洞形成。当支气管堵塞时,可有节段性肺不张形成。支气管肺炎吸收完全,肺部组织可完全恢复,久不消散的则会引起支气管扩张等(图3-12)。

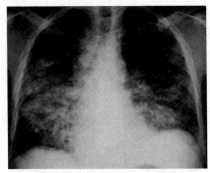

图3-12 支气管肺炎X线影像表现

右中下肺及左下肺见斑片状密度增高影,边界不清

三、间质性肺炎

(一)概述

以弥漫性肺实质、肺泡炎和间质纤维化为病理基本改变,以活动性呼吸困难、X线胸片示弥漫阴影、限制性通气障碍、弥散功能降低和低氧血症为临床表现的不同类疾病群构成的临床病理实体的总称。炎症主要侵犯支气管壁肺泡壁,特别是支气管周围血管周围小叶间和肺泡间隔的结缔组织,而且多呈坏死性病变。

(二)临床表现与病理基础

起病常隐匿,病程发展呈慢性经过,机体对其最初反应在肺和肺泡壁内表现为炎症反应,导致肺泡炎,最后炎症将蔓延到邻近的间质部分和血管,最终产生间质性纤维化,导致瘢痕产生和肺组织破坏,使通气功能降低。继发感染时可有黏液浓痰,伴明显消瘦、乏力、厌食、四肢关节痛等全身症状,急性期可伴有发热。

可分为四期:一期,肺实质细胞受损,发生肺泡炎;二期,肺泡炎演变为慢性,肺泡的非细胞性和细胞性成分进行性地遭受损害,引起肺实质细胞的数目、类型、位置和/或分化性质发生变化,肺泡结构的破坏逐渐严重而变成不可逆转;三期,间质胶原紊乱,肺泡结构大部损害和显著紊乱,镜检可见大量纤维组织增生;四期,肺泡结构完全损害,代之以弥漫性无功能的囊性变化。不能辨认各种类型间质性纤维化的基本结构和特征。

(三)X 线表现

病变分布广泛,多好发于两肺门及肺下野,且两肺同时受累,多见于支气管血管周围间质,呈纤细条索状密度增高影,走行僵直,可相互交织成网格状。病变也可呈细小结节影,大小一致,分布不均,通常不累及肺尖和两肺外带。由于其炎性浸润,可使肺门影增大,密度增高。病变消散较慢,部分消散不完全的可导致慢性肺间质性纤维化或支气管扩张(图 3-13)。

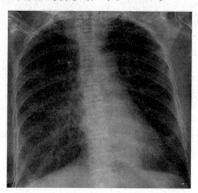

图 3-13　间质性肺炎 X 线影像表现

双肺可见纤细条索状密度增高影,走行僵直

四、真菌性肺炎

(一)概述

引起原发性真菌性肺炎的大多是皮炎芽生菌、荚膜组织胞浆菌或粗球孢子菌,其次是申克孢子丝菌、隐球菌、曲菌或毛霉菌等菌属。真菌性肺炎可能是抗菌治疗的一种合并症,尤其见于病情严重或接受免疫抑制治疗以及患有艾滋病而致防御功能下降的患者。

(二)临床表现与病理基础

常继发于婴幼儿肺炎、肺结核、糖尿病、血液病等,滥用抗生素和激素等是主要诱因。具有支气管肺炎的各种症状和体征,但起病缓慢,多在应用抗生素治疗中肺炎出现或加剧,可有发热,咳嗽剧烈,痰为无色胶冻样,偶带血丝。肺部听诊可有中小水泡音。其病理改变可由过敏、化脓性炎症反应或形成慢性肉芽肿。

(三)X线表现

肺曲菌球是肺曲菌病的最具特征的表现,多位于肺部空洞或空洞内的圆形类圆形致密影,大小在3～4cm,密度一般均匀,边缘光整,可部分钙化,其位置可以改变。在曲球菌与空洞壁之间有时可见新月形空隙,称为空气半月征。如支气管黏液阻塞支气管可引起远侧肺组织的实变和不张,病灶坏死可形成脓肿,少数可见空洞形成,侵袭性曲菌病主要表现为单侧或双侧肺叶或肺段的斑片样致密影(图3-14)。

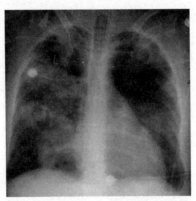

图3-14　真菌性肺炎X线影像表现
双肺可见片状高密度影,其内可见空洞及空洞内可见
类圆形致密影,密度尚均匀,可见空气半月征

五、过敏性肺炎

(一)概述

过敏性肺炎是一组由不同致敏原引起的非哮喘性变应性肺疾病,以弥漫性间质炎为其病理特征。系由于吸入含有真菌孢子、细菌产物、动物蛋白质或昆虫抗原的有机物尘埃微粒(直径<10 μm)所引起的变态反应,因此又称为外源性变应性肺泡炎。

(二)临床表现与病理基础

于接触抗原数小时后出现症状:有发热、干咳、呼吸困难、胸痛及发绀。少数患者接触抗原后可先出现喘息、流涕等速发变态反应,4～6小时后呈Ⅲ型反应表现为过敏性肺炎。肺部可有湿啰音,多无喘鸣音,无实化或气道梗阻表现。

病理表现为亚急性肉芽肿样炎症,有淋巴细胞、浆细胞、上皮样细胞及朗格汉斯巨细胞浸润等,以致间质加宽。经过慢性病程后出现间质纤维化及肺实质破坏,毛细支气管为胶原沉着及肉芽组织堵塞而闭锁。持续接触致敏抗原后可发生肺纤维性变,严重时肺呈囊性蜂窝状。

（三）X线表现

急性早期X线胸片可以不显示明显异常。曾有报道病理活检证实有过敏性肺炎,但X线胸片完全正常。另有26例临床症状典型的蘑菇肺仅8例显示X线胸片异常。另一组报道107个农民肺99例（93％）X线胸片有弥漫性肺部阴影。阴影的多少与肺功能、BAL、临床症状严重程度不一定相平行。X线胸片表现多为两肺弥散的结节。结节的直径从1 mm至数个毫米不等,边界不清,或呈磨玻璃阴影。有的阴影为网状或网结节型,病变分布虽无特殊的倾向但肺尖和基底段较少。细网状和结节型多为亚急性表现。Fraser等曾见到农民肺、蘑菇肺和饲鸽者肺,急性期在暴露于重度抗原后短时内两下肺泡样阴影比较常见。肺泡样阴影常为闭塞性细支气管炎的小气道闭塞,所致肺泡内的内容物形成密度增加的影像。弥漫性网状或网状结节状阴影的持续存在再加上急性加重期的腺泡样阴影（图3-15）。

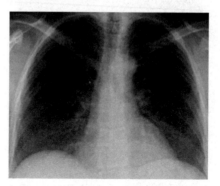

图 3-15　过敏性肺炎 X 线影像表现
两中下肺的磨玻璃影

六、肺脓肿

（一）概述

肺脓肿是多种病原菌感染引起的肺组织化脓性炎症,导致组织坏死、破坏、液化形成脓肿。以高热、咳嗽、咳大量脓臭痰为主要临床特征。常见病原体包括金黄色葡萄球菌、化脓性链球菌、肺炎克雷伯菌和铜绿假单胞菌等。

(二)临床表现与病理基础

吸入性肺脓肿起病急骤,畏寒、高热,体温达 39～40 ℃,伴有咳嗽、咳黏液痰或黏液脓性痰。炎症累及壁层胸膜可引起胸痛,且与呼吸有关。病变范围大时可出现气促。此外还有精神不振、全身乏力、食欲缺乏等全身中毒症状。如感染不能及时控制,可于发病后 10～14 天,突然咳出大量脓臭痰,偶有中、大量咯血而突然窒息致死。血源性肺脓肿多先有原发病灶引起的畏寒、高热等感染中毒症的表现。经数天或数周后才出现咳嗽、咳痰,痰量不多,极少咯血。慢性肺脓肿患者常有咳嗽、咳脓痰、反复发热和咯血,持续数周到数月。可有贫血、消瘦等慢性消耗症状。肺部体征与肺脓肿的大小和部位有关。早期常无异常体征,脓肿形成后病变部位叩诊浊音,呼吸音减低,数天后可闻及支气管呼吸音、湿啰音;随着肺脓肿增大,可出现空瓮音;病变累及胸膜可闻及胸膜摩擦音或呈现胸腔积液体征。慢性肺脓肿常有杵状指(趾)。

病理表现为肺组织化脓性炎症、坏死,形成肺脓肿,继而坏死组织液化破溃到支气管,脓液部分排出,形成有气液平的脓腔,空洞壁表面常见残留坏死组织。病变有向周围扩展的倾向,甚至超越叶间裂波及邻接的肺段。若脓肿靠近胸膜,可发生局限性纤维蛋白性胸膜炎,发生胸膜粘连;如为张力性脓肿,破溃到胸膜腔,则可形成脓胸、脓气胸或支气管胸膜瘘。肺脓肿可完全吸收或仅剩少量纤维瘢痕。若支气管引流不畅,坏死组织残留在脓腔内,炎症持续存在,则转为慢性肺脓肿。脓腔周围纤维组织增生,脓腔壁增厚,周围的细支气管受累,致变形或扩张。

(三)X 线表现

急性化脓性炎症阶段,表现为大片的致密影,密度均匀,边缘模糊,如有坏死液化则密度可减低,坏死物排出后空洞形成,可见液平面,如病变好转,则显示脓肿空洞内容物及液平面减少甚至消失,愈合后可不留痕迹,或仅少许条索影。病程较快的患者,由于坏死面积较大可见肺组织体积减小。病程较慢者空洞周围纤维组织增生,空洞壁也更为清晰,肺脓肿邻近胸膜可增厚,也可形成脓胸或脓气胸(图 3-16)。

七、肺结核

(一)概述

肺结核是由结核分枝杆菌引发的肺部感染性疾病,是严重威胁人类健康的疾病。结核分枝杆菌的传染源主要是排菌的肺结核患者,通过呼吸道传播。健康人感染此菌并不一定发病,只有在机体免疫力下降时才发病。临床分型如下。

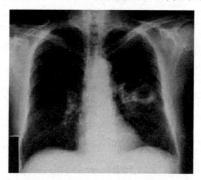

图 3-16　肺脓肿 X 线影像表现

左中肺脓肿空洞,其内可见液平面,边缘模糊

(1)原发性肺结核:多见于年龄较大儿童。婴幼儿及症状较重者可急性起病,高热可达 39～40 ℃;可有低热、食欲缺乏、疲乏、盗汗等结核中毒症状。少数有呼吸音减弱,偶可闻及干性或湿性啰音。

(2)血行播散型肺结核:起病急剧,有寒战、高热,体温可达 40 ℃以上,多呈弛张热或稽留热,血沉加速。亚急性与慢性血行播散性肺结核病程较缓慢。

(3)浸润型肺结核:多数发病缓慢,早期无明显症状,后渐出现发热、咳嗽、盗汗、胸痛、消瘦、咳痰及咯血。

(4)慢性纤维空洞型肺结核:反复出现发热、咳嗽、咯血、胸痛、盗汗、食欲缺乏等,胸廓变形,病侧胸廓下陷,肋间隙变窄,呼吸运动受限,气管向患侧移位,呼吸减弱。

(二)临床表现与病理基础

可出现呼吸系统症状和全身症状。呼吸系统症状主要为咳嗽咳痰、咯血、胸痛、呼吸困难等;全身症状为结核中毒症状,发热为最常见症状,多为长期午后潮热,部分患者有倦怠乏力、盗汗、食欲缺乏和体重减轻等。

1.原发性肺结核

结核分枝杆菌经呼吸道进入肺后,最先引起的病灶称原发灶,常位于肺上叶下部或下叶上部靠近胸膜处,病灶呈圆形,约 1 cm 大小。病灶内细菌可沿淋巴道到达肺门淋巴结,引起结核性淋巴管炎和肺门淋巴结结核。肺原发灶、结核性淋巴管炎、肺门淋巴结结核合称为原发复合征,是原发性肺结核的特征性病变。

2.血行播散型肺结核

由结核分枝杆菌一次大量侵入引起,结核分枝杆菌的来源可由肺内病灶或肺外其他部位的结核灶经血播散。这些部位的结核分枝杆菌先进入静脉,再经右心和肺动脉播散至双肺。结核在两肺形成1.5～2 mm大小的粟粒样结节,这些结节病灶是增殖性或渗出性的,在两肺分布均匀、大小亦较均一。

3.浸润型肺结核

多见于外源性继发型肺结核,即反复结核菌感染后所引起,少数是体内潜伏的结核分枝菌,在机体抵抗力下降时进行繁殖,而发展为内源性结核,也有由原发病灶形成者,多见于成年人,病灶多在锁骨上下,呈片状或絮状,边界模糊,病灶可呈干酪样坏死灶,引发较重的毒性症状,而成干酪性(结核性)肺炎,坏死灶被纤维包裹后形成结核球。经过适当治疗的病灶,炎症吸收消散,遗留小干酪灶,钙化后残留小结节病灶,呈现纤维硬结病灶或临床痊愈。有空洞者,也可经治疗吸收缩小或闭合,有不闭合者,也无存活的病菌,称为"空洞开放愈合"。

4.慢性纤维空洞型肺结核

由于治疗效果和机体免疫力的高低,病灶有吸收修补,恶化进展等交替发生,单或双侧,单发或多发的厚壁空洞,常伴有支气管播散型病灶和胸膜肥厚,由于病灶纤维化收缩,肺门上提,纹理呈垂柳状,纵隔移向病侧,邻近肺组织或对侧肺呈代偿性肺气肿,常伴发慢性气管炎、支气管扩张、继发肺感染、肺源性心脏病等;更重使肺广泛破坏、纤维增生,导致肺叶或单侧肺收缩,而成"毁损肺"。

(三)X线表现

1.原发型肺结核(Ⅰ型肺结核)

多见于儿童,少数见于青年,常无影像学异常。如果发生明显的感染,常常表现为气腔实变阴影(图3-17),累及整个肺叶。原发性肺结核患者可发生胸腔积液,常仅表现为胸腔积液而无肺实质病变。淋巴结增大常发生于儿童原发性肺结核感染。有时可侵及肺门淋巴结(图3-18)和纵隔淋巴结,尤其好发于右侧气管旁区域,可增大。淋巴结增大在成人原发性肺结核中罕见,除非是免疫功能低下的患者。原发复合征:即是肺部原发灶,局部淋巴管炎和所属淋巴结炎三者的合称,X线表现多为上叶下部及下叶后部靠近胸膜处的云絮状或类圆形高密度灶,边缘可模糊不清。如有突出于正常组织轮廓的肿块影,多为肺门及纵隔肿大的淋巴结。典型的原发复合征显示为原发灶,淋巴管炎与肿大的肺门淋巴结连接在一起,形成哑铃状,此种征象已不多见。

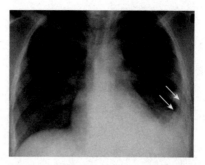

图 3-17　原发性肺结核 X 线影像表现

胸部正位片可见左肺下叶实变,伴左侧少量胸腔积液(箭头)

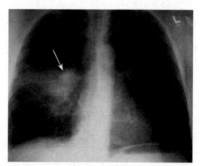

图 3-18　原发性肺结核淋巴结增大 X 线影像表现

胸部正位片显示右肺门淋巴结增大(箭头)伴肺内实变及轻度气管旁淋巴结增大

2.胸内淋巴结结核

按病理改变分型为炎症型和结节型。炎症型多为从肺门向外扩展的高密度影,边缘模糊,与周围组织分界不清,亦可成结节状改变。结节型多表现为肺门区域突出的圆形或卵圆形边界清楚的高密度影,右侧多见。如气管旁淋巴结肿大可表现为上纵隔影增宽,如呈波浪状改变,则为多个肿大的淋巴结。对于一些隐匿于肺门阴影中或是气管隆嵴下的肿大淋巴结,通过行 CT 扫描可清楚地显示其大小及形态。

3.血行播散型肺结核(Ⅱ型肺结核)

急性粟粒性肺结核 X 线表现:典型病灶分布特点为"三均匀",即广泛均匀分布于两肺的粟粒样的结节状高密度灶,大小为 1～2 mm,部分呈磨玻璃样改变,病灶晚期可见融合。CT 扫描尤其是高分辨率 CT 扫描可清晰显示弥漫性的粟粒性病灶,并可观察病灶有无渗出。

4.亚急性或慢性血行播散型肺结核

X 线表现为"三不均匀",即双肺多发大小不一,密度不均的渗出增殖灶和纤维钙化,钙化灶多见于肺尖和锁骨下,渗出病灶多位于其下方,病灶融合可产生干酪性坏死形成空洞和支气管播散。(图 3-19、图 3-20)。

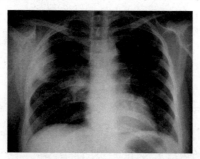

图 3-19　右侧原发性肺结核综合征 X 线影像表现

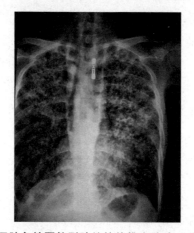

图 3-20　双肺急性粟粒型肺结核伴椎旁脓肿 X 线影像表现

5.慢性血行播散型肺结核

病变类似于亚急性血行播散型肺结核表现,只是大部分病变呈增殖性改变,病灶边缘基本清晰,纤维索条状影更明显,或者病灶钙化更多见,胸膜增厚和粘连更显著等。同时,两肺纹理增粗紊乱更明显。

6.继发型肺结核(Ⅲ型肺结核)

浸润型肺结核:病变多局限于肺的一部,以肺尖、锁骨上、下区及下叶背段为多见;X线片上的征象多样,一般为陈旧性病灶周围出现渗出性病灶表现为中心密度较高而边缘模糊的致密影;新渗出性病灶表现为小片状云絮状影,范围较大的病灶可波及一个肺段或整个肺叶浸润;空洞常表现为壁薄、无内容物或很少液体;渗出、增殖、播散、纤维化、空洞等多种性质的病灶同时存在,活动期的肺结核易沿着支气管向同侧或对侧播散。

7.干酪性肺炎

似大叶性肺炎,显示一片无结构的、密度较不均匀的致密影,可累及一肺段或肺叶,密度较一般性肺炎高;干酪样坏死灶中心发生溶解、液化并可经支气管排出,出现虫蚀样空洞或无壁空洞;下肺野及对侧肺野可见沿支气管分布的小斑片状播散灶。

8.结核瘤

大多为孤立性球形病灶,多发者少见。多位于上叶尖后段和下叶背段。形态常为圆形或椭圆形,有时可见分叶(几个球形病灶融合在一起形成),一般2~3 cm。其内可见点状钙化、层状钙化影;结核瘤中心的干酪改变可以液化而形成空洞,常为厚壁性;结核瘤附近肺野可见有散在的结核病灶,即"卫星病灶"。

9.慢性纤维空洞型肺结核

两上肺野广泛的纤维索条状病灶及新旧不一的结节状病灶;可见形状不规则的纤维性空洞,少有液气面;同侧或对侧可见斑片状播散病灶,密度可低可高甚至钙化;纵隔气管向患侧移位,同侧肺门影上移,其肺纹理拉长呈垂直走向如垂柳状,患侧胸部塌陷;常伴有胸膜肥厚粘连,无病变区呈代偿性肺气肿(图 3-21、图 3-22)。

10.结核性胸膜炎

结核性胸膜炎多表现为单侧及双侧的胸腔积液。当积液量>250 mL 以上时,立位胸部 X 线检查则可发现。X 线表现为两次肋膈角变钝,呈内低外高的弧形液体阴影。叶间裂积液表现为沿叶间裂走向的梭行高密度影,积液量较多时可呈圆形或卵圆形。包裹性积液表现为突向肺野内的扁丘状及半圆形密度增高影,边界清楚。

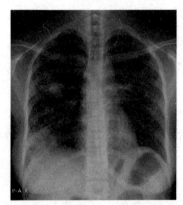

图 3-21　右侧浸润型肺结核 X 线影像学表现

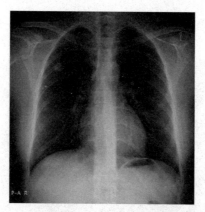

图 3-22　右上肺结核球 X 线影像学表现

八、肺炎性假瘤

（一）概述

肺炎性假瘤是肺内良性肿块，是由肺内慢性炎症产生的肉芽肿、机化、纤维结缔组织增生及相关的继发病变形成的肿块，并非真正肿瘤。它是一种病因不清的非肿瘤性病变。

（二）临床表现与病理基础

肺炎性假瘤患者多数年龄在 50 岁以下，女性多于男性。1/3 的患者没有临床症状，仅偶然在 X 线检查时发现，2/3 的患者有慢性支气管炎、肺炎、肺化脓症的病史，以及相应的临床症状，如咳嗽、咳痰、低热，部分患者还有胸痛、血痰，甚至咯血，但咯血量一般较少。

肺炎性假瘤的病理学特征是组织学的多形性，肿块内含有肉芽组织的多寡不等、排列成条索的成纤维细胞、浆细胞、淋巴细胞、组织细胞、上皮细胞以及内含中性脂肪和胆固醇的泡沫细胞或假性黄瘤细胞。肺炎性假瘤一般位于肺实质内，累及支气管的仅占少数。绝大多数单发，呈圆形或椭圆形结节，一般无完整的包膜，但肿块较局限、边界清楚，有些还有较厚而缺少细胞的胶原纤维结缔组织与肺实质分开。

（三）X 线表现

病变形态不一，大小不等，多＜5 cm，位于肺的表浅部位，一般为中等密度影，密度可均匀，硬化血管瘤型可见斑点状钙化影，有假性包膜时，病变边界清楚，乳头状增生型多见，有的肿块由于不规则可表现为分叶状。无假性包膜时，边界模糊,以组织细胞增生型多见。有的炎性假瘤甚至表现为周围型肺癌的毛刺样改变(图 3-23)。

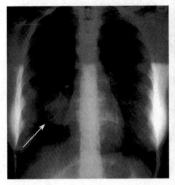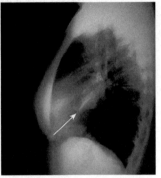

图 3-23　肺炎性假瘤 X 线影像表现
右肺中叶软组织肿块,边缘见毛刺(箭头)

九、慢性肺炎

(一)概述

慢性非特异性炎症,可分为原发性慢性肺炎和急性肺炎演变而来,促成慢性肺炎的因素有营养不良、佝偻病、先天性心脏病或肺结核患儿发生肺炎时,易致病程迁延;病毒感染引起间质性肺炎,易演变为慢性肺炎;反复发生的上呼吸道感染或支气管炎以及慢性鼻窦炎均为慢性肺炎的诱因;深入支气管的异物,特别是缺乏刺激性而不产生初期急性发热的异物(如枣核等),因被忽视而长期存留在肺部,形成慢性肺炎;免疫缺陷小儿,包括体液及细胞免疫缺陷,补体缺乏及白细胞吞噬功能缺陷皆可致肺炎反复发作,最后变成慢性;原发性或继发性呼吸道纤毛形态及功能异常亦可致肺慢性炎症。

(二)临床表现与病理基础

慢性肺炎的特点是周期性的复发和恶化,呈波浪形。由于病变的时期、年龄和个体的不同,症状多种多样。在静止期体温正常,无明显体征,几乎没有咳嗽,但在跑步和上楼时容易气喘。在恶化期常伴有肺功能不全,出现发绀和呼吸困难等。恶化后好转很缓慢,经常咳痰,甚至出现面部水肿、发绀、胸廓变形和杵状指(趾)。

炎症病变可侵及各级支气管、肺泡、间质组织和血管。特别在间质组织的炎症,每次发作时都有所进展,使支气管壁弹力纤维破坏,终因纤维化而致管腔狭窄。同时,由于分泌物堵塞管腔而发生肺不张,终致支气管扩张。由于支气管壁

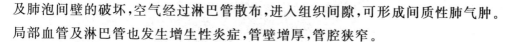

及肺泡间壁的破坏,空气经过淋巴管散布,进入组织间隙,可形成间质性肺气肿。局部血管及淋巴管也发生增生性炎症,管壁增厚,管腔狭窄。

(三)X线表现

1.肺纹理增强

支气管壁和支气管周围组织的细胞浸润和结缔组织增生以及小叶间隔的细胞浸润和结缔组织增生是肺纹理增强的病理基础。在胸片上前者表现为走行紊乱的不规则线条状阴影,可伴有血管的扭曲移位及全小叶肺气肿。

2.结节和斑片状阴影

气管周围的渗出与增生改变的轴位影像和腺泡病变表现为结节影。支气管的狭窄扭曲可导致小叶肺不张或盘状肺不张。小叶肺不张呈斑片状阴影,盘状肺不张呈条状阴影。

3.肺段、肺叶及团块阴影

慢性炎症局限于肺叶或肺段时则呈肺叶肺段阴影,肺叶肺段阴影可体积缩小。由于合并支气管扩张、肺气肿、肺大疱或小脓肿、肺大疱或小脓腔,肺叶或肺段阴影的密度可不均匀。在支气管体层片或支气管造影片上可见支气管扩张。但支气管狭窄或阻塞较少见。有时在肺叶肺段阴影内可见团块状阴影,其病理基础为脓肿或炎性肿块。肺叶阴影多见于右中叶慢性炎症。其他肺叶较少见,肺段阴影较常见。呈肿块阴影的慢性肺炎,其大小从不到3 cm至>10 cm,肿块边缘较清楚,周围可见不规则索条状阴影,在团块内有时可见4~6级支气管扩张。炎性肿块阴影在正侧位胸片上各径线差有时较大,例如在正位胸片上呈圆形,在侧位胸片上呈不规则形状或椭圆形,此点有利于与周围型肺癌鉴别。

4.蜂窝状及杵状影

含空气的囊状支气管扩张可呈蜂窝状阴影、含有黏液的支气管扩张可表现为杵状阴影,其特点为与支气管走行方向一致。

5.肺气肿征象

弥漫性慢性肺炎可合并两肺普遍性肺气肿。而局限性慢性肺炎常与瘢痕旁肺气肿并存,因此慢性肺炎区的密度不均匀。有时慢性肺炎还可与肺大疱并存。

6.肺门团块状阴影

肺门区炎性肺硬化可表现为边缘不整齐、形态不规则类圆形团块状影,此时常需与肺癌鉴别。有时慢性肺炎还可伴有肺门淋巴结增大。但较少见。有时可见肺门部淋巴结肿大(图3-24)。

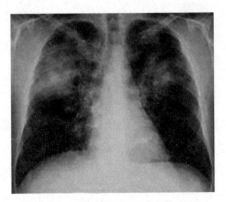

图 3-24　慢性肺炎 X 线影像表现

十、放射性肺炎

(一)概述

放射性肺炎是肺组织接受一定剂量的电离辐射后所导致的急性炎性反应，目前对该病的基础及临床研究不多，缺乏严格的诊断标准，治疗多数为对症处理、长期大剂量皮质激素治疗等。停止放疗后多数患者可以缓慢恢复，也有部分患者逐步发展成放射性肺纤维化，严重者会导致患者呼吸衰竭而死亡。

(二)临床表现与病理基础

放射性肺炎通常发生于放疗后 3 个月内，如果照射剂量较大或同时接受了化疗等，或者遗传性放射损伤高度敏感的患者，放射性肺炎也可能发生于放疗开始后 2～3 周。肺癌患者接受放疗后 70% 以上会发生轻度的放射性肺损伤，多数无症状或症状轻微，仅有 10%～20% 的患者会出现临床症状。放射性肺炎的临床症状没有特异性，通常的临床表现为咳嗽、气短、发热等，咳嗽多为刺激性干咳，气短程度不一，轻者只在用力活动后出现，严重者在静息状态下也会出现明显呼吸困难。部分患者可以伴有发热，甚至发生在咳嗽气短等症状出现前，多在 37～38.5 ℃，但也有出现 39 ℃ 以上高热者。放射性肺炎的体征不明显，多无明显体征，部分患者会出现体温升高、肺部湿啰音等表现。放射性肺炎临床症状的严重程度与肺受照射的剂量及体积相关，也和患者的个体遗传差异相关。

电离辐射导致放射性肺炎的靶细胞包括Ⅱ型肺泡细胞、血管内皮细胞、成纤维细胞以及肺泡巨噬细胞等。Ⅱ型肺泡细胞合成和分泌肺泡表面活性物质，维持肺泡表面张力，接受电离辐射后，Ⅱ型肺泡细胞胞质内 Lamellar 小体减少或畸形，肺泡细胞脱落到肺泡内，导致肺泡张力变化，肺的顺应性降低，肺泡塌陷不张。血管内皮细胞的损伤在照射后数天内就可以观察到,毛细血管内皮细胞超微结构发生变化,细胞内空泡形成、内皮细胞脱落,并可以发生微血栓形成、毛细血管阻塞,最终导致血管通透性改变,肺泡换气功能受损。肺泡巨噬细胞及成纤维细胞在接受电离辐射损伤后也会出现相应的变化,促进和加重放射性肺炎的发生。

(三)X线表现

其表现取决于放射线照射的部位、照射的方向、照射野及照射量。乳腺癌术后放射照射所引起的放射性肺炎病灶多位于第1~2肋间。肺癌放疗后引起的放射性肺炎发生在原发病灶所在的肺叶,食管癌于恶性淋巴瘤放疗后引起的放射性肺炎位于两肺内带。放射性肺炎的X线表现:急性期:通常表现为大片状高密度阴影,密度较均匀,边缘较模糊;慢性期:由于病灶纤维结缔组织增生明显,原来的大片状阴影范围缩小,病灶较前密度增高而不均匀,可见网状及纤维索条状阴影。大范围的慢性放射性肺炎体积缩小可伴纵隔向患侧移位,同侧胸膜肥厚粘连,胸廓塌陷变形,膈升高(图 3-25)。

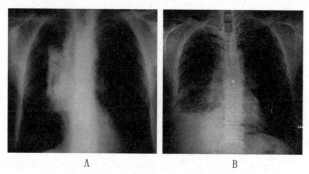

图 3-25　放射性肺炎 X 线影像表现

十一、特发性肺间质纤维化

(一)概述

特发性肺间质纤维化是一种原因不明,以弥漫性肺泡炎和肺泡结构紊乱最终导致肺间质纤维化为特征的疾病,按病程有急性、亚急性和慢性之分,临床更多见的是亚急性和慢性型。现认为该病与免疫损伤有关。预后不良,早期病例即使对激素治疗有反应,生存期一般也仅有 5 年。

(二)临床表现与病理基础

通常为隐匿性起病,主要的症状是干咳和劳力性气促。随着肺纤维化的发展,发作性干咳和气促逐渐加重。进展的速度有明显的个体差异,经过数月至数年发展为呼吸衰竭和肺心病。起病后存活时间为 2.8～3.6 年。通常没有肺外表现,但可有一些伴随症状,如食欲缺乏,消瘦等。体检可发现呼吸浅快,双肺底可闻及吸气末期 Velcro 啰音。晚期可出现发绀等呼吸衰竭和肺心病的表现。50％以上患者有杵状指(趾)。

特发性肺纤维化的病理改变与病变的严重程度有关。主要特点是病变在肺内分布不均一,肺泡壁增厚,伴有胶原沉积、细胞外基质增加和灶性单核细胞浸润。炎症细胞不多,通常局限在胶原沉积区或蜂窝肺区。肺泡腔内可见到少量的 Ⅱ 型肺泡上皮细胞聚集。可以看到蜂窝肺气囊、纤维化和纤维增殖灶。

(三)X 线表现

1.磨玻璃样影及实变影

病变早期,两下肺后外基底段部位可见小叶状轻度密度增高影;其内可见含气支气管影,支气管血管树增粗。实变影可相互融合成肺段甚或肺叶实变。

2.线状影

表面与胸膜面垂直的细线形影,长 1～2 mm,宽约 1 mm,多见于两肺下叶,也可见其他部位。两肺中内带区域的小叶间隔增厚则表现为分枝状细线形影。

3.胸膜下弧形线影

表现为胸膜下 0.5 cm 以内的与胸壁内面弧度一致的弧形线影,长 5～10 cm,边缘较清楚或较模糊,多见于两下肺后外部。

4.蜂窝状影

表现为数 1 mm 至 2 cm 大小不等的圆形或椭圆形含气囊腔,壁较薄而清楚,与正常肺交界面清楚。主要分布于两肺基底部胸膜下区。

5.小结节影

在蜂窝、网、线影基础上,可见少数小结节影,边缘较清楚,并非真正的间质内结节,而是纤维条索病变在横断面上的表现,或相互交织而成。

6.肺气肿

小叶中心性肺气肿表现为散在的、直径 2～4 mm 的圆形低密度区,无明确边缘,多见于肺部外围,但随病变发展可逐渐见于肺中央部。有时胸膜下可见直径 1～2 cm 大小的圆形或椭圆形肺气囊。

7.支气管扩张

主要为中小支气管扩张,多为柱状扩张,可伴支气管扭曲、并拢。

十二、肺结节病

(一)概述

肺结节病是一种病因未明的多系统多器官的肉芽肿性疾病,近来已引起国内广泛注意。常侵犯肺、双侧肺门淋巴结、眼、皮肤等器官。其胸部受侵率达80%～90%。本病呈世界分布,欧美国家发病率较高,东方民族少见。多见于20～40岁,女略多于男。病因尚不清楚,部分病例呈自限性,大多预后良好。

(二)临床表现与病理基础

早期结节病的症状较轻,常见的呼吸道症状和体征有咳嗽、无痰或少痰,偶有少量血丝痰,可有乏力、低热、盗汗、食欲缺乏、体重减轻等。病变广泛时可出现胸闷、气急,甚至发绀。后期主要是肺纤维化导致的呼吸困难。肺部体征不明显,部分患者有少量湿啰音或捻发音。

结节病的病理特点是非干酪样坏死性类上皮肉芽肿。肉芽肿的中央部分主要是多核巨噬细胞和类上皮细胞,后者可以融合成朗汉斯巨细胞。周围有淋巴细胞浸润,而无干酪样病变。

(三)X线表现

有90%以上的患者伴有X线胸片的改变,而且常是结节病的首次发现。

1.纵隔、肺门淋巴结肿大

纵隔、肺门淋巴结肿大为结节病最常见表现,为唯一异常表现。多组淋巴结肿大是其特点,其中两侧肺门对称性淋巴结肿大且状如土豆,多为本病典型表现,其肿大淋巴结一般在6～12个月期间可自行消退,恢复正常;或在肺部出现病变过程中,开始缩小或消退;或不继续增大,为结节病的发展规律。

2.肺部病变

肺部病变多发生在淋巴结病变之后。最常见的病变为两肺弥漫性网状结节影,但肺尖或肺底少或无。结节大小不一,多为1～3 mm大小,轮廓尚清楚。其次为圆形病变,直径1.0～1.5 cm,密度均匀,边缘较清楚,单发者类似肺内良性病变或周围型肺癌,多发者酷似肺内转移瘤。此外为阶段性或小叶性浸润,类似肺部炎性病变,一般伴或不伴胸腔内淋巴结病变。少数表现为单纯粟粒状颇似急性粟粒型肺结核。以纤维性病变为主,不易与其他原因所致的肺纤维化区别,且可引起多种继发性改变。

3.胸膜病变

胸膜渗液可能为胸膜脏、壁层广泛受累所致。肥厚的胸膜为非干酪性肉芽肿。

4.骨骼病变

较少见,约占全部结节病的10%。骨损害一般限于手、足的短管状骨,显示小囊状骨质缺损并伴有末节指(趾)变细、变短(图3-26)。

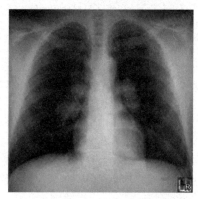

图 3-26　肺结节病 X 线影像表现

两侧纵隔、肺门淋巴结肿大

十三、硅肺

(一)概述

硅肺是由长期吸入石英粉尘所致的以肺部弥漫性纤维化为主的全身性疾病,是我国目前常见的且危害较为严重的职业病。目前是职业病中发病率最高的病种之一,也是 12 种尘肺中较重的一种。

(二)临床表现与病理基础

硅肺的早期可能没有自觉症状,或症状很轻。Ⅱ、Ⅲ期硅肺患者多有症状,但症状轻重和X线胸片改变的程度不一定平行,在有肺部并发症时,症状加重。早晨咳嗽较重,无痰或有少量黏液痰。肺内有并发感染时,则痰量增多,或有脓性痰。单纯硅肺多无胸痛或有轻微胸痛,一旦有明显胸痛应考虑有肺内感染或并发肺结核的可能。胸膜摩擦音常是并发肺结核的征象。早期硅肺气短不明显,晚期硅肺并发肺结核、肺气肿时,气短明显。早期患者一般状态尚好,晚期则营养欠佳。晚期患者,特别是并发肺结核或肺部感染时,肺部可听到呼音,也可出现发绀。

硅肺基本病变是矽结节形成,眼观矽结节呈圆形灰黑色、质韧、直径 2～3 mm。在人体,最早的改变是吸入肺内的粉尘粒子聚集并沉积在相对固定的肺泡内,巨噬细胞及肺泡上皮细胞(主要是Ⅱ型)相继增生,肺泡隔开始增厚。聚集的细胞间出现网织纤维并逐渐转变成胶原纤维,形成矽结节。典型矽结节,结节境界清晰,胶原纤维致密扭曲排列或呈同心圆排列,纤维间无细胞反应,出现透明性变,周围是被挤压变形的肺泡。

(三)X 线表现

1.圆形小阴影

圆形小阴影是硅肺最常见和最重要的一种 X 线表现形态,其病理变化以结节型硅肺为主,呈圆形或近似圆形,边缘整齐或不整齐,直径<10 mm;不规则形小阴影多为接触游离二氧化硅含量较低的粉尘所致,病理基础主要是肺间质纤维化。表现为粗细、长短、形态不一的致密阴影。之间可互不相连,或杂乱无章的交织在一起,呈网状或蜂窝状;致密度多持久不变或缓慢增高。早期也多见于两肺中下区,弥漫分布,随病情进展而逐渐波及肺上区(图 3-27)。

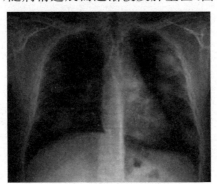

图 3-27　硅肺 X 线影像表现

两肺散在类圆形结节影,边界尚清

2.大阴影

长径超过 10 mm 的阴影,为晚期硅肺的重要 X 线表现,边界清楚,周围有明显的肺气肿;多见于两肺上、中区,常对称出现;大阴影长轴多与后肋垂直,不受叶间裂限制。

3.胸膜变化

胸膜粘连增厚,先在肺底部出现,可见肋膈角变钝或消失;晚期膈面粗糙,由于肺纤维组织收缩和膈胸膜粘连,呈"天幕状"阴影。

4.肺气肿

多为弥漫性、局限性、灶周性和泡性肺气肿,严重者可见肺大疱。

5.肺门和肺纹理变化

早期肺门阴影扩大,密度增高,有时可见淋巴结增大,包膜下钙质沉着呈蛋壳样钙化,肺纹理增多或增粗变形;晚期肺门上举外移,肺纹理减少或消失。

第四章

颅脑疾病的CT诊断

第一节　脑血管疾病的 CT 诊断

急性期脑血管疾病(CVD)以脑出血和脑梗死多见,CT 和 MRI 诊断价值大;动脉瘤和血管畸形则需配合 DSA、CTA 或 MRA 诊断。

一、脑出血

(一)病理和临床概述

脑出血是指脑实质内的出血,依原因可分为创伤性的和非创伤性的,后者又称原发性或自发性脑内出血,多指高血压、动脉瘤、血管畸形、血液病和脑肿瘤等引起的出血,以高血压性脑出血常见,多发于中老年高血压和动脉硬化患者。出血好发于基底核、丘脑、脑桥和小脑,易破入脑室。血肿及伴发的脑水肿引起脑组织受压、软化和坏死。血肿演变分为急性期、吸收期和囊变期,各期时间长短与血肿大小和年龄有关。

(二)诊断要点

呈边界清楚的肾形、类圆形或不规则形均匀高密度影,周围水肿带宽窄不一,局部脑室受压移位(图 4-1)。破入脑室可见脑室内积血。

急性期表现为脑内密度均匀一致的高密度灶,呈卵圆形或圆形为主,CT 值为 50~80 Hu;吸收期始于 3~7 天,可见血肿周围变模糊,水肿带增宽,血肿缩小并密度减低,小血肿可完全吸收;囊变期始于 2 个月以后,较大血肿吸收后常遗留大小不等的囊腔,伴有不同程度的脑萎缩。

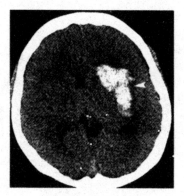

图 4-1　脑出血

女性患者,68 岁,突发言语不清、左侧肢体偏瘫 4 小时就诊,CT
显示左侧基底核区条片状高密度影,左侧侧脑室受压变形

(三)鉴别诊断

应与脑外伤出血鉴别,结合外伤史可以鉴别。

(四)特别提示

血肿不同演变时期 CT 显示的密度不同,容易误诊,应密切结合临床。

二、脑梗死

(一)病理和临床概述

脑梗死包括缺血性和出血性脑梗死及腔隙性脑梗死。缺血性脑梗死是指脑血管闭塞导致供血区域脑组织缺血性坏死。其原因有以下几种:①脑血栓形成,继发于脑动脉硬化、动脉瘤、血管畸形、炎性或非炎性脉管炎等;②脑栓塞,如血栓、空气、脂肪栓塞;③低血压和凝血状态。病理上分为缺血性、出血性和腔隙性脑梗死。出血性脑梗死是指部分缺血性脑梗死继发梗死区内出血。腔隙性脑梗死系深部髓质小动脉闭塞所致,为脑深部的小梗死,在脑卒中病变中占 20%,主要好发中老年人,常见于基底核、内囊、丘脑、放射冠及脑干。

(二)诊断要点

1.缺血性梗死(图 4-2A)

CT 示低密度灶,其部位和范围与闭塞血管供血区一致,皮髓质同时受累,多呈扇形。基底贴近硬膜。可有占位效应。2～3 周时可出现"模糊效应",病灶变为等密度而不可见。增强扫描可见脑回状强化。1～2 个月后形成边界清楚的低密度囊腔。

2.出血性梗死(图 4-2B)

CT 示在低密度脑梗死灶内,出现不规则斑点、片状高密度出血灶,占位效应较明显。

3.腔隙性梗死(图 4-2C)

CT 表现为脑深部的低密度缺血灶,大小 5～15 mm,无占位效应。

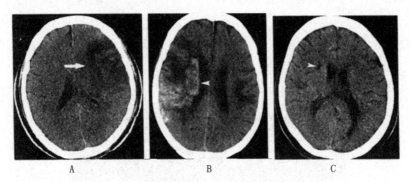

图 4-2　脑梗死

A.男性患者,75 岁,突发肢体偏瘫 1 天,CT 显示左侧额、颞叶大片低密度梗死灶;B.女性,64 岁,突发肢体偏瘫 5 小时,经诊断为右颞大片脑梗死后入院后行溶栓治疗。3 天后病情加重,CT 显示右侧颞顶叶大片出血性脑梗死;C.女性,67 岁,头昏 3 天,CT 显示右侧颞叶基底核区腔隙性脑梗死(箭头)

(三)鉴别诊断

1.胶质瘤

详见胶质瘤章节。

2.脑炎

结合病史和临床症状及实验室检查。

(四)特别提示

CT 对急性期及超急性期脑梗死的诊断价值不大,应行 MRI 弥散加权扫描。病情突然加重时应行 CT 复查,明确有无梗死后出血即出血性脑梗死,以指导治疗。

三、动脉瘤

(一)病理和临床概述

动脉瘤好发于脑底动脉环及附近分支,是蛛网膜下腔出血的常见原因,发生的主要原因是血流动力学改变,尤其是血管分叉部血液流动对血管壁形成剪切力以及搏动压力造成血管壁退化;动脉粥样硬化也是常见因素;另外常与其他疾病伴发,如纤维肌肉发育异常,马方综合征等。按形态可分为常见的浆果形、少见的梭形及罕见的主动脉夹层。浆果形的囊内可有血栓形成。

(二)诊断要点

分为 3 型。Ⅰ型无血栓动脉瘤(图 4-3A),平扫呈圆形高密度区,均一性强化;Ⅱ型部分血栓动脉瘤(图 4-3B),平扫中心或偏心处高密度区,中心和瘤壁强化,其间血栓无强化,呈"靶征";Ⅲ型完全血栓动脉瘤,平扫呈等密度灶,可有弧形或斑点状钙化,瘤壁环形强化。动脉瘤破裂时 CT 图像上多数不能显示瘤体,但可见并发的蛛网膜下腔出血,脑内血肿、脑积水、脑水肿和脑梗死等改变。

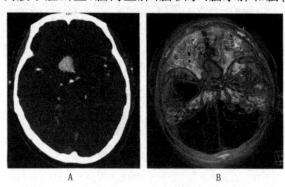

图 4-3　前交通动脉瘤

A.男性患者,24 岁,因不明原因蛛网膜下腔出血而行 CT 检查,增强可见鞍上池前方可见一囊样结节灶,强化程度与动脉相仿;B.CTA 的 VRT 重建显示前交通动脉瘤

(三)鉴别诊断

1.脑膜瘤

与脑膜宽基相接。

2.脑出血

结合病史及临床症状。

(四)特别提示

CTA 对动脉瘤显示价值重大,可以立体旋转观察载瘤动脉、瘤颈及其同周围血管的空间关系。

四、脑血管畸形

(一)病理和临床概述

脑血管畸形为胚胎期脑血管的发育异常,根据 McCormick 1996 年分类,分为动静脉畸形、静脉畸形、毛细血管扩张症、血管曲张和海绵状血管瘤等。动静脉畸形最常见,好发于大脑中动脉、后动脉系统,由供血动脉、畸形血管团和引流静脉构成。好发于男性,以 20～30 岁最常见。儿童常以脑出血、成人以癫痫就诊。

(二)诊断要点

显示不规则混杂密度灶,可有钙化,并呈斑点或弧线形强化,水肿和占位效应缺乏(图 4-4A)。可合并脑血肿、蛛网膜下腔出血及脑萎缩等改变。

(三)鉴别诊断

与海绵状血管瘤相鉴别。CT 增强扫描呈轻度强化,病灶周围无条状、蚓状强化血管影;MRI 可显示典型的网格状或爆米花样高低混杂信号,周围见低信号环。

(四)特别提示

CTA 价值重大,可以立体旋转观察供血动脉和引流静脉(图 4-4B)。MRA显示更清楚。

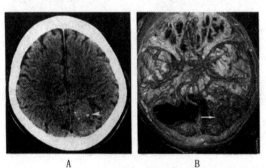

图 4-4　颅内动静脉畸形

A.男性,患者 19 岁,因癫痫不规则发作 5 年来院检查,CT 平扫显示左侧顶、枕部脑实质内可见多发斑点状钙化影,局部脑实质密度增高。DSA 证实为颅内动静脉畸形;B.CTA 的 VRT 重建显示为左侧顶枕叶 AVM

第二节　颅内感染的 CT 诊断

颅内感染的病种繁多,包括细菌、病毒、真菌和寄生虫感染,主要通过血行性感染或邻近感染灶直接扩散侵入颅内,少数可因开放性颅脑损伤或手术造成颅内感染。改变包括脑膜炎、脑炎和动静脉炎。

一、脑脓肿

(一)病理和临床概述

脑脓肿以耳源性常见,多发于颞叶和小脑;其次为血源性、鼻源性、外伤性和隐源性等。病理上分为急性炎症期、化脓坏死期和脓肿形成期。

(二)诊断要点

急性炎症期呈大片低密度灶,边缘模糊,伴占位效应,增强无强化;化脓坏死期,低密度区内出现更低密度坏死灶,轻度不均匀性强化;脓肿形成期,平扫见等密度环,内为低密度并可有气泡影,呈环形强化,其壁完整、光滑、均匀,或多房分隔(图4-5)。

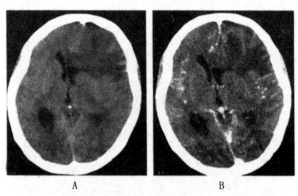

A　　　　　　　　　　　B

图4-5 脑脓肿

男性患者,24岁,因头痛、呕吐2天入院,CT平扫显示左额叶不规则低密度灶,占位效应明显。增强可见病灶呈环形均匀强化,未见明显壁结节,中心低密度区无明显变化,周围水肿明显,左侧侧脑室前角明显受压移位变形。考虑为脓肿形成,经抗感染治疗后情况好转

(三)鉴别诊断

(1)胶质瘤:胶质瘤的环状强化厚薄不均,形态不规则,常呈花环状、结节状强化,中心坏死区密度不等,CT值常大于20 Hu。

(2)脑梗死:多见于老年高血压患者,有明确突发病史,经复查随访,占位效应减轻。

(3)与肉芽肿病鉴别。

(四)特别提示

CT诊断该病应结合病史、脑脊液检查。

二、结核性脑膜脑炎

(一)病理和临床概述

结核性脑膜脑炎是结核分枝杆菌引起脑膜弥漫性炎性反应,并波及脑实质,好发于脑底池。脑膜渗出和肉芽肿为其基本病变,可合并结核球、脑梗死和脑积水。

(二)诊断要点

CT早期可无异常发现。脑底池大量炎性渗出时,其密度增高,失去正常透明度;增强扫描脑膜广泛强化,形态不规则。肉芽肿增生则见局部脑池闭塞并结节状强化。

脑结核瘤平扫呈等或低密度灶,增强扫描呈结节状或环形强化。

(三)鉴别诊断

应与蛛网膜下腔出血相鉴别,蛛网膜下腔出血CT平扫呈高密度,增强扫描无明显强化,脑底池形态规则,无局部闭塞及扩张改变;此外需同脑囊虫病,转移瘤及软脑膜转移等鉴别,需结合病史。

(四)特别提示

CT诊断应结合脑脊液检查、胸部X线片检查等。

三、脑猪囊尾蚴病

(一)病理和临床概述

脑猪囊尾蚴病系猪绦虫囊尾蚴在脑内异位寄生所致。人误食绦虫卵或节片后,卵壳被胃液消化后,幼虫经肠道血流而散布于全身寄生。脑猪囊尾蚴病为其全身表现之一,分为脑实质型、脑室型、脑膜型和混合型。脑内囊虫的数目不一,呈圆形,直径4~5 mm。囊虫死亡后退变为小圆形钙化点。

(二)诊断要点

脑实质型CT表现为脑内散布多发性低密度小囊,多位于皮、髓质交界区,囊腔内可见致密小点代表囊虫头节。不典型者可表现为单个大囊、肉芽肿、脑炎或脑梗死。脑室型以第四脑室多见;脑膜型多位于蛛网膜下腔,和脑膜粘连,CT直接征象有限,多间接显示局部脑室或脑池扩大,相邻脑实质光滑受压。常合并脑积水。囊壁、头节和脑膜有时可强化。

(三)鉴别诊断

1.蛛网膜囊肿

常位于颅中窝、侧裂池,边缘较平直,可造成颅骨压迫变薄。

2.转移癌

呈大小不一的圆形低密度灶,增强扫描环状、结节状强化,病灶周围明显水肿。

3.脑结核

结合病史、CT 特点可以区别。

(四)特别提示

需要结合有无疫区居住史、有无生食史等。

四、急性播散性脑脊髓炎

(一)病理和临床概述

急性播散性脑脊髓炎或称急性病毒性脑脊髓炎,可见于病毒(如麻疹、风疹、水痘等)感染后或疫苗(如牛痘疫苗、狂犬病疫苗等)接种后,临床表现为发热、呕吐、嗜睡、昏迷。一般在病毒感染后 2～4 天或疫苗接种后 10～13 天发病。发病可能与自身免疫机制有关。

(二)诊断要点

CT 表现急性期脑白质内多发、散在性低密度灶,半卵圆中心区明显,有融合倾向,增强呈环形强化。慢性期表现为脑萎缩。

急性病毒性脑炎时,主要表现为早期脑组织局部稍肿胀,中、后期可以出现密度减低(图 4-6),增强扫描可以有局部软脑膜强化,增厚改变,脑沟显示欠清。

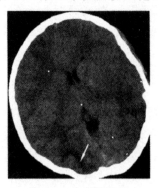

图 4-6　病毒性脑炎

女性患者,11 岁,因头昏嗜睡 2 天,CT 可见右侧枕叶局部脑皮质
肿胀、白质水肿改变,经脑脊液检查证实为病毒性脑炎

(三)鉴别诊断

同软脑膜转移、结核性脑膜炎等鉴别。

(四)特别提示

应进行脑脊液检查。MRI成像及增强扫描对显示该病有很好的效果。

五、肉芽肿性病变

(一)病理和临床概述

肉芽肿种类繁多,主要有炎症性的和非炎症性的。侵犯脑内的肉芽肿主要有炎症性的,其中以结核性最常见。炎症性肉芽肿是炎症局部形成主要以巨噬细胞增生构成的境界清楚的结节样病变。病因有结核、麻风、梅毒、真菌及寄生虫、异物、其他疾病等。临床表现与颅内占位类似。

(二)诊断要点

CT平扫表现等或稍高密度的边界清楚的结节灶(图4-7)。增强扫描呈结节样强化,也可以因内部发生坏死而呈环形强化,后者常见于结核性肉芽肿。少部分肉芽肿内可见钙化。可以单发或多发。好发于大脑皮质灰质下。

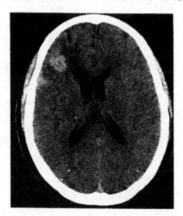

图4-7 结核性肉芽肿

男性患者,32岁,因头晕嗜睡3天就诊,CT平扫显示右侧额、颞叶大脑皮质灰质下及灰质区可见高密度结节灶,右侧侧脑室前角扩大伴局部白质区低密度改变,手术病理检查为结核性肉芽肿

(三)鉴别诊断

(1)脑转移肿瘤:水肿较明显,增强扫描呈环状或结节状,一般有原发病史,临床复查随访进展明显。

（2）同部分脑肿瘤鉴别困难。

（四）特别提示

应进行脑脊液检查。MRI 成像及增强扫描对显示该病有很好的效果。

第三节　颅内肿瘤的 CT 诊断

颅内肿瘤是中枢神经系统最常见的疾病之一。原发性颅内肿瘤可以发生在脑组织、脑膜、脑神经、垂体、血管及残余胚胎组织中，继发性颅内肿瘤多来源于身体各个部位的原发性肿瘤。颅内肿瘤的发生以 20～50 岁年龄组最常见，男性稍多于女性。以星形细胞肿瘤、脑膜瘤、垂体瘤、颅咽管瘤、听神经瘤和转移瘤等较常见。胶质瘤、脑膜瘤和垂体腺瘤为颅内三大原发性肿瘤。可以出现以下症状：颅内高压综合征、神经系统定位体征、内分泌功能失调、脑脊液循环障碍等。

CT 检查目的主要在于确定有无肿瘤，并对其做出定位、定量乃至定性诊断。根据病灶所在的位置及其与脑室、脑池和脑叶的对应关系以及同相邻硬膜与颅骨结构的比邻关系多不难做出定位诊断，但临界部位肿瘤，仅轴位扫描可能出现定位困难，需要薄层扫描后再进一步多方位重建。MRI 因多方位扫描，一般定位无困难。

CT 灌注扫描有助于脑肿瘤内血管生成及血流状态的研究，而脑肿瘤内血管生成对肿瘤生长、分级、预后有重要影响。CT 灌注可以反映血管生成引起血流量、血容量和毛细血管通透性的改变，从而有助于判断肿瘤的生物学特性，并估计预后情况。

一、星形细胞瘤

（一）病理和临床概述

星形细胞瘤成人多发生于大脑，儿童多见于小脑。按肿瘤组织学分为 6 种类型，且依细胞分化程度不同分属于不同级别。1993 年 WHO 分类，将星形细胞瘤分为局限性和弥漫性两类。Ⅰ级，即毛细胞型、多形性黄色星形细胞瘤及室管膜下巨细胞型星形细胞瘤，占胶质瘤 5%～10%，小儿常见。Ⅱ级星形细胞瘤，包括弥漫性星形细胞瘤、多形性黄色星形细胞瘤（Ⅱ级），间变性星形细胞瘤为Ⅲ级,胶质母细胞瘤为Ⅳ级。Ⅰ～Ⅱ级肿瘤的边缘较清楚,多表现为瘤内囊腔或囊腔内瘤结节,肿瘤血管较成熟;Ⅲ～Ⅳ级肿瘤呈弥漫浸润生长,肿瘤轮廓不规则,分界不清,易发生坏死、出血和囊变,肿瘤血管丰富且分化不良。

(二)诊断要点

1.Ⅰ级星形细胞瘤

(1)毛细胞型常位于颅后窝,具有包膜,一般显示为边界清楚的卵圆形或圆形囊性病变,但内部囊液CT值较普通囊液高,20～25 Hu。瘤周水肿和占位效应较轻。部分可呈实质性,但密度仍较脑实质为低(图4-8)。增强扫描无或轻度强化,延迟扫描可见造影剂进入囊内。

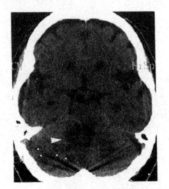

图 4-8 毛细胞型星形细胞瘤

男性患者,63 岁,因头昏不适 3 个月来院就诊,CT 显示小脑右侧低密度影,边界尚清;第四脑室受压变形。病变内部 CT 值约 20 Hu。手术病理为毛细胞型星形细胞瘤

(2)多形性黄色星形细胞瘤通常位于大脑皮质的表浅部位,约一半以上为囊性,增强后囊内可见强化结节,囊壁不强化。不足一半为实质性,密度不均,有钙化及出血,增强后不均强化。

(3)10％～15％结节性硬化患者可以发生此瘤,常位于室间孔附近,形成分叶状肿块,并可见囊变及钙化。增强扫描有明显强化。

2.Ⅱ级星形细胞瘤

平扫呈圆形或椭圆形等或低密度区,边界常清楚,但可见局部或弥漫性浸润生长,15％～20％有钙化及出血,增强扫描一般不强化。

3.Ⅲ～Ⅳ级星形细胞瘤

多呈高、低或混杂密度的囊性肿块,可有斑点状钙化和瘤内出血,肿块形态不规则,边界不清,占位效应和瘤周水肿明显,增强扫描多呈不规则环形伴壁结

节强化,有的呈不均匀性强化(图 4-9、图 4-10)。

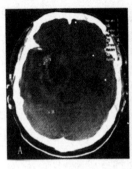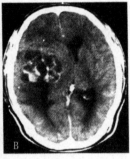

图 4-9　Ⅲ级星形细胞瘤

男性患者,26 岁,因头昏 1 个月,癫痫发作 2 天。A.CT 扫描示左侧颞叶片状不规则高低混杂密度囊性肿块,边界不清;B.增强扫描呈不规则环形伴壁结节强化。手术病理为Ⅲ级星形细胞瘤

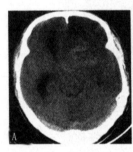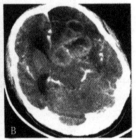

图 4-10　胶质母细胞瘤

男性患者,17 岁,因头痛 2 个月来院就诊。A.CT 示:左额叶密度不均肿块影,边界不清,中心及周围低密度,侧脑室受压变形,中线结构向右移位;B.增强呈环状中度不均强化肿块影,环形欠规则,厚薄不均,内为不均低密度,病灶前较大低密度水肿区。手术病理为胶质母细胞瘤

(三)鉴别诊断

1.脑梗死

同Ⅱ级星形细胞瘤相鉴别。一般脑梗死与相应供血血管的区域形态相似,如楔形、扇形、底边在外的三角形等,无或轻微占位效应,并且 2～3 周后增强扫描可见小斑片状或结节状强化。

2.脑脓肿

有相应的临床症状,增强扫描厚壁强化较明显。

3.转移瘤

一般多发,有明显的水肿。

（四）特别提示

CT 对星形细胞瘤诊断价值有限，MRI 对颅内病变显示尤为清晰，并可以多方位、多参数成像，应补充 MRI 检查。

二、脑膜瘤

（一）病理和临床概述

脑膜瘤多见于中年女性，起源于蛛网膜粒帽细胞，多居于脑外，与硬脑膜粘连。好发部位为矢状窦旁、脑凸面、蝶骨嵴、嗅沟、桥小脑角、大脑镰和小脑幕等，少数肿瘤位于脑室内。肿瘤包膜完整，多由脑膜动脉供血，血运丰富，常有钙化，少数有出血、坏死和囊变。组织学分为上层型、纤维型、过渡型、砂粒型、血管瘤型等 15 型。脑膜瘤以良性为最常见，少部分为恶性，侵袭性生长。

（二）诊断要点

平扫肿块呈等或略高密度，常见斑点状钙化。多以广基底与硬膜相连，类圆形，边界清楚，瘤周水肿轻或无，静脉或静脉窦受压时可出现中度或重度水肿。颅板侵犯引起骨质增生或破坏。增强扫描呈均匀性显著强化（图 4-11）。

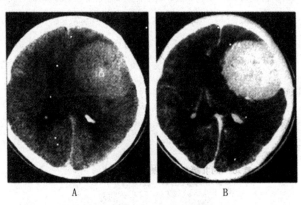

图 4-11　纤维型脑膜瘤

A.CT 检查显示肿瘤为卵圆形，均匀的略高密度灶，与硬脑膜相连，邻近脑沟消失，有白质受压征；B.增强后明显均匀强化。术后病理为纤维型脑膜瘤

少数恶性或侵袭性脑膜瘤可以侵犯脑实质及局部骨皮质，但基本也基于局部脑膜向内、外发展。

（三）鉴别诊断

1.转移瘤

一般有大片裂隙样水肿及多发病变，较容易鉴别。

2.胶质瘤

一般位于脑内,与脑膜有关系者,可见为窄基相接,增强强化不如脑膜瘤。

3.神经鞘瘤

位于桥小脑角区时较难鉴别,但 MRI 有较大意义。

(四)特别提示

CT 对该病有较好的价值,但显示与脑膜的关系不如 MRI。

三、垂体瘤

(一)病理和临床概述

绝大多数为垂体腺瘤。按其是否分泌激素可分为非功能性腺瘤和功能性腺瘤。直径小于 10 mm 者为微腺瘤,直径大于 10 mm 者为大腺瘤。肿瘤包膜完整,较大肿瘤常因缺血或出血而发生坏死、囊变,偶可钙化。肿瘤向上生长可穿破鞍膈突入鞍上池,向下可侵入蝶窦,向两侧可侵入海绵窦。

(二)诊断要点

肿瘤较大时,蝶鞍可扩大,鞍内肿块向上突入鞍上池,或侵犯一侧或者两侧海绵窦。肿块呈等或略高密度,内常有低密度灶,均匀、不均匀或环形强化。

局限于鞍内的、小于 10 mm 的微腺瘤,宜采取冠状面观察,平扫不易显示,增强呈等密度、低密度或稍高密度结节(图 4-12)。间接征象有垂体高度超过8 mm、垂体上缘隆突、垂体柄偏移和鞍底下陷。

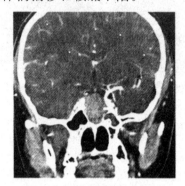

图 4-12　垂体腺瘤

CT 检查示垂体窝内可见类圆形稍高密度影,

边界清楚,蝶鞍扩大,鞍底下陷;增强扫描肿

瘤均匀强化。术后病理为垂体腺瘤。

（三）鉴别诊断

1.颅咽管瘤

位于鞍区一侧,位于鞍区时鞍底无下陷或鞍底骨质无变化。

2.脑膜瘤

位于蝶嵴的脑膜瘤与脑膜关系密切。

（四）特别提示

注意部分垂体微腺瘤 CT 需要冠状位扫描,可以显示垂体柄偏移,正常垂体柄位正中或下端极轻的偏斜（倾斜角为 1.5°左右）,若明显偏移肯定为异常。MRI 矢状位、冠状位扫描对显示正常垂体及垂体病变有重要价值。

四、听神经瘤

（一）病理和临床概述

听神经瘤为成人常见的颅后窝肿瘤。起源于听神经鞘膜,早期位于内耳道内,以后长入桥小脑角池,包膜完整,可出血、坏死、囊变。

（二）诊断要点

头颅 X 线平片示内耳道呈锥形扩大,骨质可破坏。CT 示桥小脑角池内等、低或高密度肿块,瘤周轻、中度水肿,偶见钙化或出血,均匀、非均匀或环形强化（图 4-13）。第四脑室受压移位,伴幕上脑积水。骨窗观察内耳道呈锥形扩大。

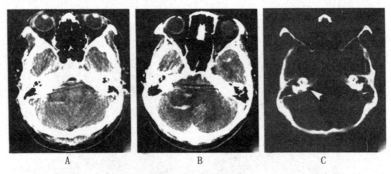

图 4-13　听神经瘤

A、B.女性患者,29 岁,右侧耳鸣 7 个月,近来加重伴共济失调,CT 扫描可见右侧桥小脑角区肿块,宽基于岩骨尖,内有大片囊变区。增强呈实质部分明显强化;C.骨窗观察可见右侧内听道喇叭口扩大(箭头所指)

（三）鉴别诊断

1.桥小脑脚区的脑膜瘤

CT 骨窗观察可见内听道无喇叭口样扩大是重要征象。

2.表皮样囊肿

匍行生长、沿邻近蛛网膜下腔铸型发展、包绕其内神经和血管、无水肿等可以鉴别,MRI对诊断该疾病有很好的优势。

3.颅咽管瘤

CT可见囊实性病变伴包膜蛋壳样钙化。

4.特别提示

根据内听道处应薄层扫描,内耳道呈锥形扩大。高强场 MRI 行局部轴位、冠状位扫描可以显示位于内听道内较小的肿瘤。

五、颅咽管瘤

(一)病理和临床概述

颅咽管瘤来源于胚胎颅咽管残留细胞的良性肿瘤,以儿童多见,多位于鞍上。肿瘤可分为囊性和实性,囊性多见,囊壁和实性部分多有钙化,常见为鸡蛋壳样钙化。

(二)诊断要点

鞍上池内类圆形肿物,压迫视交叉和第三脑室前部,可出现脑积水。肿块呈不均匀低密度为主的囊实性改变或呈类圆形囊性灶(图 4-14A),囊壁可以有鸡蛋壳形钙化,实性部分也可以不规则钙化,呈高密度。囊壁和实性部分呈环形均匀或不均匀强化,部分颅咽管瘤呈实性(图 4-14B)。

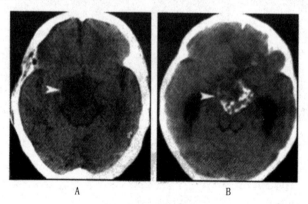

A   B

图 4-14 颅咽管瘤

A.男性患者,13 岁,头昏来院检查,CT 显示鞍上池内囊性占位,边界清楚。手术病理证实为囊性颅咽管瘤;B.男性患者,65 岁,因双眼复视 3 年,近来数月有加重来院就诊,CT 显示鞍上池区囊实性肿块,壁多发钙化,边界清楚。手术病理为实性颅咽管瘤

(三)鉴别诊断

垂体瘤及囊变、脑膜瘤等。

(四)特别提示

冠状位扫描更有帮助,应补充 MRI 扫描。

六、转移瘤

(一)病理和临床概述

转移瘤多发于中老年人。顶枕区常见,也见于小脑和脑干。多来自肺癌、乳腺癌、前列腺癌、肾癌和绒癌等原发灶,经血行转移而来。常为多发,易出血、坏死、囊变,瘤周水肿明显。临床上一般有原发肿瘤病史后出现突发肢体障碍或头痛等症状,也有部分患者因出现神经系统症状,经检查发现脑内转移灶后再进一步查找原发灶。

(二)诊断要点

典型征象是"小肿瘤、大水肿",部分肿瘤平扫无显示,增强扫描有明显强化后显示清晰,可以只有很小的肿瘤病灶,便可出现大片指压状水肿低密度影(图 4-15)。

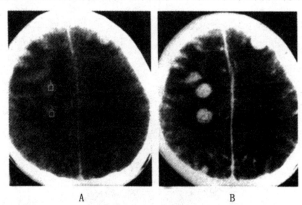

A   B

图 4-15 转移瘤

男性患者,68 岁,1 年前右下肺癌手术切除病史,7 天前无明显诱因下出现头痛、呕吐,CT 检查可见双侧额顶叶可见多发类圆形结节灶,周围可见大片水肿带,增强病灶明显均匀强化,边界清晰

(三)鉴别诊断

1.脑猪囊尾蚴病

有疫区居住史,可见壁结节或钙化。

2.脑炎

一般结合临床表现及实验室检查可以做出诊断。

3.多发脑膜瘤

根据有无水肿及与脑膜关系可以鉴别。

4.胶质母细胞瘤

瘤内有出血、坏死,显著不均匀强化等。

(四)特别提示

须注意的是部分肿瘤要增强扫描才能显示,MRI 显示效果要优于 CT。

七、少枝神经胶质瘤

(一)病理和临床概述

少枝神经胶质瘤多发于 30～50 岁,约占颅内肿瘤的 3%。以额叶、顶叶等常见,很少发生于小脑和脑桥。肿瘤发生于白质内,沿皮质灰质方向生长,常累及软、硬膜,可侵及颅骨和头皮。肿瘤乏血供,多钙化,钙化常位于血管壁和血管周围。可以伴囊变和出血。病理上可以分为单纯型和混合型,但影像学上难以区分。

(二)诊断要点

好发于额叶。肿瘤位置一般较表浅,位于皮质灰质或灰质下区,边界清楚或不清楚。肿瘤内囊变及钙化使密度不均匀,呈高、低混杂密度。钙化多为条带状、斑块状及大片絮状,囊变可以单囊或多囊,少见出血。瘤周水肿及占位效应较轻微(图 4-16)。

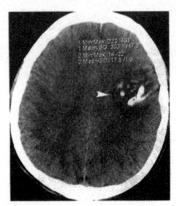

图 4-16 少枝神经胶质瘤

男性患者,42 岁,癫痫偶发 1 年,发作间隔缩短约 2 个月,CT 显示左侧额顶叶边界清楚肿瘤,内可见条片状钙化,钙化 CT 值约 303 Hu,占位效应轻微。手术病理结果为少枝神经胶质瘤

(三)鉴别诊断

1.星形细胞瘤

常位于脑白质及其深部,而少支胶质瘤位于脑表浅皮质和皮质灰质下区。

2.神经颜面综合征

一般为小点状钙化,有明显的三叉神经分布区域颜面部血管痣等。

(四)特别提示

需要注意的是与一般钙化和血管畸形的钙化相鉴别。MRI 显示软组织肿瘤的效果要优于 CT,但显示钙化的效果较差。

八、室管膜瘤

(一)病理和临床概述

室管膜瘤为发生于脑室壁与脊髓中央管室管膜细胞的神经上皮瘤,多发于儿童及青少年,占颅内肿瘤的1.9%~7.8%。占小儿颅内肿瘤的13%,男女比例为 3:2。室管膜瘤为中等恶性程度肿瘤。多于术后通过脑脊液种植转移。好发部位第四脑室底部最为常见,其次为侧脑室、第三脑室、脊髓、终丝和脑实质。临床表现因肿瘤生长部位不同而异。一般主要有颅内高压、抽搐、视野缺损等,幕下肿瘤还可以伴有共济失调。

(二)诊断要点

幕下室管膜瘤为等、稍低密度软组织肿块,有时可以在肿瘤周围见到残存第四脑室及瘤周水肿,呈低密度环状影。CT 可以显示瘤内钙化及出血,钙化约占一半,呈点状或位于瘤周。增强扫描肿瘤有轻至中度强化(图 4-17)。幕上室管膜瘤囊变及出血较幕下多见,肿瘤有较显著强化。

(三)鉴别诊断

(1)髓母细胞瘤:一般位于幕下,应行 MRI 矢状位扫描,可见显示发生部位为小脑蚓部。

(2)毛细胞星形细胞瘤。

(四)特别提示

MRI 矢状位及冠状位扫描显示肿瘤与第四脑室关系非常有优势,对诊断有重大价值。

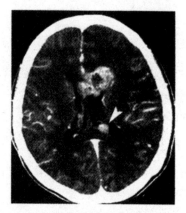

图 4-17 侧脑室内室管膜瘤伴种植转移

男性患者,19 岁,因头昏 1 个月,抽搐 1 天就诊,CT 扫描可见左侧侧脑室前角
肿块,瘤内有囊变,左侧侧脑室体部后壁可见一结节灶。增强扫描肿块及结节
有明显强化。手术病理为侧脑室内室管膜瘤伴种植转移

九、髓母细胞瘤

(一)病理和临床概述

髓母细胞瘤好发于颅后窝,以小脑蚓部最常见,多发于男性儿童,约占儿童
颅后窝肿瘤的 18.5%。髓母细胞瘤为原始神经外胚层瘤,恶性程度较高。一般
认为起源于髓帆生殖中心的胚胎残余细胞,位于蚓部或下髓帆,再向下生长而填
充枕大池。本病起病急,病程短,多在 3 个月内死亡。

(二)诊断要点

平扫为边缘清楚的等或稍高密度肿瘤,周边可见低密度第四脑室影(图 4-18)。
增强扫描主要呈中等或轻度强化,少部分可以明显强化或不强化。

(三)鉴别诊断

同第四脑室室管膜瘤、毛细胞星形细胞瘤等鉴别。

(四)特别提示

MRI 矢状位及冠状位扫描显示肿瘤与第四脑室关系,非常有优势,对诊断
有重大价值。

十、原发性淋巴瘤

(一)病理和临床概述

中枢神经系统原发性淋巴瘤是相对罕见的颅内肿瘤,占颅内原发瘤的 0.8%~

1.5%。均为非霍奇金淋巴瘤。但近年来由于获得性免疫缺陷综合征及器官移植术后服用大量免疫抑制药的患者增多,淋巴瘤的发生率逐年增高。原发性淋巴瘤恶性程度高,病程短,如不及时治疗。患者将会在短期内死亡。因此早期诊断意义重大。好发于额叶、颞叶、基底核区、丘脑,也可以发生于侧脑室周围白质、胼胝体、顶叶、三角区、鞍区及小脑半球、脑干。临床表现无特异性,主要有:①基底部脑膜综合征,头痛、颈项强直、脑神经麻痹及脑积水等,脑脊液检查可见瘤细胞;②颅内占位症状,癫痫、精神错乱、痴呆、乏力及共济失调等。

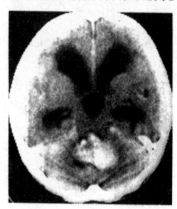

图 4-18 髓母细胞瘤

3岁患者,因呕吐、步态不稳2周就诊,CT增强扫描可见第四脑室内肿块,有中等均匀强化。手术病理为髓母细胞瘤

(二)诊断要点

平扫大多数为稍高密度肿块,也可以表现为等密度,一般密度均匀,呈圆形或类圆形,边界多数较清楚或呈浸润性生长使边界欠清。瘤内囊变、出血、钙化相对少见。肿瘤可以单发亦可以多发,大小不等。病灶占位效应轻微,瘤周水肿轻或中等(图4-19)。

继发于AIDS或其他免疫功能缺陷时,病理上常有瘤中心坏死,CT上表现为低密度灶。增强扫描肿瘤大多数均匀强化,少数形态不规则,边缘不清及强化不均匀。沿室管膜种植转移者可见室管膜不均匀增厚并明显强化。侵及脑膜者亦如此。AIDS患者,病灶可见低密度周围的环形强化。

(三)鉴别诊断

1.继发淋巴瘤

临床上有AIDS或器官移植史,一般难以鉴别。

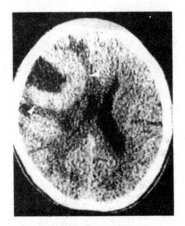

图 4-19 原发性淋巴瘤

男性患者,36 岁,因头痛 1 周来院就诊,CT 平扫见右侧额叶巨大肿块,呈类圆形
稍高密度,中央有低密度影,宽基于脑膜。手术病理为原发性淋巴瘤

2.转移瘤

多发,大片水肿。

3.其他

需要鉴别的还有星形细胞瘤、脑膜瘤等。

(四)特别提示

CT 与 MRI 均可以作为首选方法,但 MRI 增强扫描时剂量增加后可以显示小病变,T2WI 显示瘤周水肿效果非常好。

十一、血管母细胞瘤

(一)病理和临床概述

血管母细胞瘤,又叫成血管细胞瘤,系起源于内皮细胞的良性肿瘤,占中枢神经系统原发性肿瘤的1.1%～2.4%。好发于小脑,亦见于延髓及脊髓,罕见于幕上。发生于任何年龄,以中年男性多见。病理上常为囊性,含实性壁结节,壁结节常靠近软脑膜,以便于接受血供。实性者常为恶性,预后较差。临床症状较轻微或呈间歇性,有头痛、头晕、呕吐、眼球震颤、言语不清等症状。

(二)诊断要点

平扫时囊性肿瘤表现为均匀的低密度灶,囊液内因含蛋白及血液,密度较脑脊液稍高,囊性肿瘤的壁结节多为等或稍低密度(图 4-20A)。增强后囊性肿瘤壁不强化或轻度强化,壁结节明显强化(图 4-20B)。

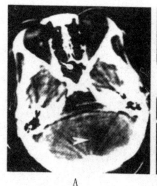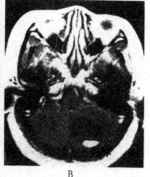

图 4-20　血管母细胞瘤

A.男性患者,48岁,因头痛、呕吐及共济失调来院就诊,CT平扫可见左侧小脑半球可见囊性灶,边界及壁结节显示欠清。手术病理为血管母细胞瘤;B.与前者为同一患者,MRI增强显示囊性灶,壁轻微强化,后壁上有明显强化的壁结节

实性肿瘤多为等或稍低密度混杂灶,呈轻度或中等强化。

（三）鉴别诊断

囊性肿瘤需要与星形细胞瘤、脑脓肿、转移瘤相鉴别。实性肿瘤需要与星形细胞瘤等相鉴别。

（四）特别提示

CT平扫不容易发现壁结节,增强效果较好,但与MRI比较应以后者作为首选方法,MRI增强多方位扫描,显示壁结节效果极佳。

第五章

颅脑疾病的MRI诊断

第一节　脑血管疾病的 MRI 诊断

一、高血压脑出血

(一)临床表现与病理特征

高血压脑动脉硬化为脑出血的常见原因,出血多位于幕上,小脑及脑干出血少见。患者多有明确病史,突然发病,出血量一般较多,幕上出血常见于基底核区,也可发生在其他部位。脑室内出血常与尾状核或基底神经节血肿破入脑室有关,影像学检查显示脑室内血肿信号或密度,并可见液平面。脑干出血以脑桥多见,由动脉破裂所致,由于出血多,压力较大,可破入第四脑室。

(二)MRI 表现

高血压动脉硬化所致脑内血肿的影像表现与血肿发生时间密切相关。对于早期脑出血,CT 显示优于 MRI。急性期脑出血,CT 表现为高密度,尽管由于颅底骨性伪影使少量幕下出血有时难以诊断,但大多数脑出血可清楚显示,一般出血后 6～8 周,由于出血溶解,在 CT 表现为脑脊液密度。血肿的 MRI 信号多变,并受多种因素影响,除血红蛋白状态外,其他因素包括磁场强度、脉冲序列、红细胞状态、凝血块的时间、氧合作用等。

MRI 的优点是可以观察出血的溶解过程。了解出血的生理学改变,是理解出血信号在 MRI 变化的基础。简单地说,急性出血由于含氧合血红蛋白及脱氧血红蛋白,在 T_1WI 呈等至轻度低信号,在 T_2WI 呈灰至黑色(低信号);亚急性期出血(一般指 3 天至 3 周)由于正铁血红蛋白形成,在 T_1WI 及 T_2WI 均呈高信号(图 5-1)。随着正铁血红蛋白被巨噬细胞吞噬、转化为含铁血黄素,在 T_2WI 可见在血肿周围形成一低信号环。以上出血过程的 MRI 特征,在高场强磁共振仪显像时尤为明显。

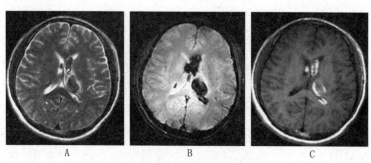

图 5-1 脑出血

A.轴面 T_2WI;B.轴面梯度回波像;C.轴面 T_1WI;MRI 显示左侧
丘脑血肿,破入双侧侧脑室体部和左侧侧脑室枕角

二、超急性期脑梗死与急性脑梗死

(一)临床表现与病理特征

脑梗死是常见疾病,具有发病率、死亡率和致残率高的特点,严重威胁人类健康。伴随着脑梗死病理生理学的研究进展,特别是提出"半暗带"概念和开展超微导管溶栓治疗后,临床需要在发病的超急性期及时明确诊断,并评价缺血脑组织血流灌注状态,以便选择最佳治疗方案。

MRI 检查是诊断缺血性脑梗死的有效方法。发生在 6 小时内的脑梗死称为超急性期脑梗死。梗死发生 4 小时后,由于病变区持续性缺血缺氧,细胞膜离子泵衰竭,发生细胞毒性脑水肿。6 小时后,血-脑屏障破坏,继而出现血管源性脑水肿,脑细胞出现坏死。1~2 周后,脑水肿逐渐减轻,坏死脑组织液化,梗死区出现吞噬细胞,清除坏死组织。同时,病变区胶质细胞增生,肉芽组织形成。8~10 周后,形成囊性软化灶。少数缺血性脑梗死在发病 24~48 小时后,可因血液再灌注,发生梗死区出血,转变为出血性脑梗死。

(二)MRI 表现

常规 MRI 用于诊断脑梗死的时间较早。但由于常规 MRI 特异性较低,往往需要在发病6 小时以后才能显示病灶,而且不能明确病变的范围及半暗带大小,也无法区别短暂性脑缺血发作(TIA)与急性脑梗死,因此其诊断价值受限。随着 MRI 成像技术的发展,功能性磁共振检查提供了丰富的诊断信息,使缺血性脑梗死的诊断有了突破性进展。

在脑梗死超急性期，T_2WI 上脑血管出现异常信号，表现为正常的血管流空效应消失。T_1WI 增强扫描时，出现动脉增强的影像，这是最早的表现。它与脑血流速度减慢有关，此征象在发病 3～6 小时即可发现。血管内强化一般出现在梗死区域及其附近，皮质梗死较深部白质梗死更多见。基底核、丘脑、内囊、大脑脚的腔隙性梗死一般不出现血管内强化，大范围的脑干梗死有时可见血管内强化。

由于脑脊液的流动伪影及与相邻脑皮质产生的部分容积效应，常规 T_2WI 不易显示位于大脑皮质灰白质交界处、岛叶及脑室旁深部脑白质的病灶，且不易鉴别脑梗死分期。FLAIR 序列由于抑制脑脊液信号，同时增加 T_2 权重成分，背景信号减低，使病灶与正常组织的对比显著增加，易于发现病灶。FLAIR 序列的另一特点是可鉴别陈旧与新鲜梗死灶。陈旧与新鲜梗死灶在 T_2WI 均为高信号。而在 FLAIR 序列，由于陈旧梗死灶液化，内含自由水，T_1 值与脑脊液相似，故软化灶呈低信号，或低信号伴周围环状高信号；新鲜病灶含结合水，T_1 值较脑脊液短，呈高信号。但 FLAIR 序列仍不能对脑梗死做出精确分期，同时对于 <6 小时的超急性期病灶，FLAIR 的检出率也较差。DWI 技术在脑梗死中的应用解决了这一问题。

DWI 对缺血改变非常敏感，尤其是超急性期脑缺血。脑组织急性缺血后，由于缺血、缺氧、Na^+-K^+-ATP 酶泵功能降低，导致钠水滞留，首先引起细胞毒性水肿，水分子弥散运动减慢，表现为 ADC 值下降，继而出现血管源性水肿，随后细胞溶解，最后形成软化灶。相应地在急性期 ADC 值先降低后逐渐回升，在亚急性期 ADC 值多数降低。DWI 图与 ADC 图的信号表现相反，在 DWI 弥散快（ADC 值高）的组织呈低信号，弥散慢（ADC 值低）的组织呈高信号。人脑发病后 2 小时即可在 DWI 发现直径 4 mm 的腔隙性病灶。急性期病例 T_1WI 和 T_2WI 均可正常，FLAIR 部分显示病灶，而在 DWI 均可见脑神经体征相对应区域的高信号。发病 6～24 小时后，T_2WI 可发现病灶，但病变范围明显<DWI，信号强度明显低于 DWI。发病 24～72 小时后，DWI 与 T_1WI、T_2WI、FLAIR 显示的病变范围基本一致。72 小时后进入慢性期，随诊观察到 T_2WI 仍呈高信号，而病灶在 DWI 信号下降，且在不同病理进程中信号表现不同。随时间延长，DWI 信号继续下降，表现为低信号，此时 ADC 值明显升高。因此，DWI 不仅能对急性脑梗死定性分析，还可通过计算 ADC 与 rADC 值作定量分析，鉴别新鲜和陈旧脑梗死，评价疗效及预后。

DWI、FLAIR、T_1WI、T_2WI 敏感性比较:对于急性脑梗死,FLAIR 序列敏感性高,常早于 T_1WI、T_2WI 显示病变,此时 FLAIR 成像可取代常规 T_2WI;DWI 显示病变更为敏感,病变与正常组织间的对比更高,所显示的异常信号范围均不同程度大于常规 T_2WI 和 FLAIR 序列,因此 DWI 敏感性最高。但 DWI 空间分辨率相对较低,磁敏感性伪影影响显示颅底部病变(如颞极、额中底部、小脑),而 FLAIR 显示这些部位的病变较 DWI 清晰。DWI 与 FLAIR 技术在评价急性脑梗死病变中具有重要的临床价值,两者结合应用能准确诊断早期梗死,鉴别新旧梗死病灶,指导临床溶栓灌注治疗。

PWI 显示脑梗死病灶比其他 MRI 更早,且可定量分析 CBF。在大多数病例,PWI 与 DWI 表现存在一定差异。在超急性期,PWI 显示的脑组织血流灌注异常区域大于 DWI 的异常信号区,且 DWI 显示的异常信号区多位于病灶中心。缺血半暗带是指围绕异常弥散中心的周围正常弥散组织,它在急性期灌注减少,随病程进展逐渐加重。如不及时治疗,于发病几小时后,DWI 所示异常信号区域将逐渐扩大,与 PWI 所示血流灌注异常区域趋于一致,最后发展为梗死灶。同时应用 PWI 和 DWI,有可能区分可恢复性缺血脑组织与真正的脑梗死(图 5-2、图 5-3)。

MRS 可区分水质子信号与其他化合物或原子中质子产生的信号,使脑梗死的研究达到细胞代谢水平。这有助于理解脑梗死的病理生理变化,早期诊断,判断预后和疗效。急性脑梗死 31P-MRS 主要表现为 PCr 和 ATP 下降,Pi 升高,同时 pH 降低。发病后数周[31]P-MRS 的异常信号改变可反映梗死病变不同演变的代谢状况。脑梗死发生 24 小时内,^{1}H-MRS 显示病变区乳酸持续性升高,这与葡萄糖无氧酵解有关。有时可见 NAA 降低,或因髓鞘破坏出现 Cho 升高。

三、静脉窦闭塞

(一)临床表现与病理特征

脑静脉窦血栓是一种特殊类型的脑血管病,分为非感染性与感染性两大类。前者多由外伤、消耗性疾病、某些血液病、妊娠、严重脱水、口服避孕药等所致,后者多继发于头面部感染,以及化脓性脑膜炎、脑脓肿、败血症等疾病。主要临床表现为颅内高压,如头痛、呕吐、视力下降、视盘水肿、偏侧肢体无力、偏瘫等。

　　本病发病机制和病理变化不同于动脉血栓形成,脑静脉回流障碍和脑脊液吸收障碍是主要改变。若静脉窦完全阻塞并累及大量侧支静脉,或血栓扩展到脑皮质静脉时,出现颅内压增高和脑静脉、脑脊液循环障碍,导致脑水肿、出血、坏死。疾病晚期,严重的静脉血流淤滞和颅内高压将继发动脉血流减慢,导致脑组织缺血、缺氧,甚至梗死。因此,临床表现多样性是病因及病期不同、血栓范围和部位不同,以及继发脑内病变综合作用的结果。

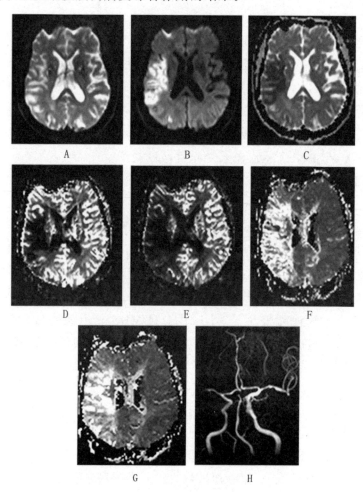

图 5-2　超急性期脑梗死

A.轴面 DWI(b=0),右侧大脑中动脉分布区似见高信号;B.DWI(b=1 500)显示右侧大脑中动脉分布区异常高信号;C.ADC 图显示相应区域低信号;D.PWI 显示 CBF 减低;E.PWI 显示 CBV 减低;F.PWI 显示 MTT 延长;G.PWI 显示 TTP 延长;H.MRA 显示右侧 MCA 闭塞

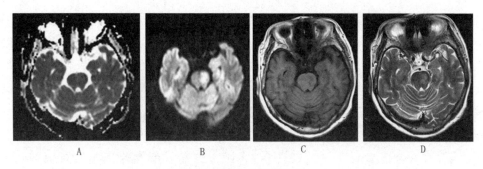

图 5-3 脑桥急性脑梗死

A.轴面 ADC 图未见明显异常信号;B.DWI 显示左侧脑桥异常高信号;C.轴面
T_1WI,左侧脑桥似见稍低信号;D.在 T_2WI,左侧脑桥可见稍高信号

(二)MRI 表现

MRI 诊断静脉窦血栓有一定优势,一般不需增强扫描。MRV 可替代 DSA
检查。脑静脉窦血栓最常发生于上矢状窦,根据形成时间长短,MRI 表现复杂
多样(图 5-4),给诊断带来一定困难。急性期静脉窦血栓通常在 T_1WI 呈中等或
明显高信号,T_2WI 显示静脉窦内极低信号,而静脉窦壁呈高信号。随着病程延
长,T_1WI 及 T_2WI 均呈高信号;有时在 T_1WI,血栓边缘呈高信号,中心呈等信
号,这与脑内血肿的演变一致。T_2WI 显示静脉窦内流空信号消失,随病程发展
甚至萎缩、闭塞。

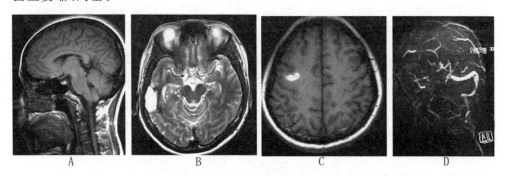

图 5-4 静脉窦闭塞

A.矢状面 T_1WI 显示上矢状窦中后部异常信号;B.轴面 T_2WI 显示右颞部
长 T_2 信号,周边见低信号(含铁血红素沉积);C.轴面 T_1WI 显示右额叶出
血灶;D.MRV 显示上矢状窦、右侧横窦及乙状窦闭塞

需要注意,缩短 TR 时间可使正常人脑静脉窦在 T_1WI 信号增高,与静脉窦
血栓混淆。由于磁共振的流入增强效应,在 T_1WI 正常人脑静脉窦可由流空信
号变为明亮信号,与静脉窦血栓表现相同。另外,血流缓慢可使静脉窦信号强度

增高;颞静脉存在较大逆流,可使部分发育较小的横窦呈高信号;乙状窦和颈静脉球内的涡流也常在 SE 图像呈高信号。因此,对于疑似病例,应通过延长 TR 时间、改变扫描层面,以及 MRV 检查进一步鉴别。

MRV 可反映脑静脉窦的形态和血流状态,对诊断静脉窦血栓具有一定优势。静脉窦血栓的直接征象为受累静脉窦闭塞、不规则狭窄和充盈缺损。由于静脉回流障碍,常见脑表面及深部静脉扩张、静脉血淤滞及侧支循环形成。但是,当存在静脉窦发育不良时,MRI 及 MRV 诊断本病存在困难。对比剂增强 MRV 可得到更清晰的静脉图像,弥补这方面的不足。大脑除了浅静脉系统,还有深静脉系统。后者由 Galen 静脉和基底静脉组成。增强 MRV 显示深静脉比 MRV 更清晰。若 Galen 静脉形成血栓,可见局部引流区域(如双侧丘脑、尾状核、壳核、苍白球)水肿,侧脑室扩大。一般认为 Monro 孔梗阻由水肿造成,而非静脉压升高所致。

四、动脉瘤

(一)临床表现与病理特征

脑动脉瘤是脑动脉的局限性扩张,发病率较高。患者主要症状有出血、局灶性神经功能障碍、脑血管痉挛等。绝大多数囊性动脉瘤是先天性血管发育不良和后天获得性脑血管病变共同作用的结果,此外,创伤和感染也可引起动脉瘤,高血压、吸烟、饮酒、滥用可卡因、避孕药、某些遗传因素也被认为与动脉瘤形成有一定关系。

动脉瘤破裂危险因素包括瘤体大小、部位、形状、多发、性别、年龄等。瘤体大小是最主要因素,基底动脉末端动脉瘤最易出血,高血压、吸烟、饮酒增加破裂危险性。32%～52%的蛛网膜下腔出血为动脉瘤破裂引起。治疗时机不同,治疗方法、预后和康复差别很大。对于未破裂的动脉瘤,目前主张早期诊断及早期外科手术。

(二)MRI 表现

动脉瘤在 MRI 呈边界清楚的低信号,与动脉相连。血栓形成后,动脉瘤可呈不同信号强度(图 5-5),据此可判断血栓的范围、瘤腔的大小及是否并发出血。瘤腔多位于动脉瘤的中央,呈低信号,如血液滞留可呈高信号。血栓因血红蛋白代谢阶段不同,其信号也不同。

动脉瘤破裂时常伴蛛网膜下腔出血。两侧大脑间裂的蛛网膜下腔出血常与前交通动脉瘤破裂有关,外侧裂的蛛网膜下腔出血常与大脑中动脉动脉瘤破裂有关,第四脑室内血块常与小脑后下动脉动脉瘤破裂有关,第三脑室或双侧侧脑室内血块常与前交通动脉瘤和大脑中动脉动脉瘤破裂有关。

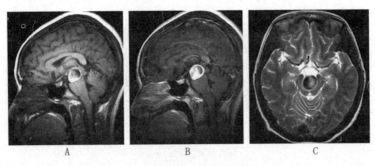

图 5-5 基底动脉动脉瘤

A.矢状面 T_1WI 显示脚间池圆形混杂信号,可见流动伪影;B.增强 T_1WI 可见
动脉瘤瘤壁强化明显;C.轴面 T_2WI 显示动脉瘤内混杂低信号

五、血管畸形

(一)临床表现与病理特征

血管畸形与胚胎发育异常有关,包括动静脉畸形、毛细血管扩张症、海绵状血管瘤(最常见的隐匿性血管畸形)、脑静脉畸形或静脉瘤等。各种脑血管畸形中,动静脉畸形最常见,为迂曲扩张的动脉直接与静脉相连,中间没有毛细血管。畸形血管团大小不等,多发于大脑中动脉系统,幕上多于幕下。由于动静脉畸形存在动静脉短路,使局部脑组织呈低灌注状态,形成缺血或梗死。畸形血管易破裂,引起自发性出血。临床表现为癫痫发作、血管性头痛、进行性神经功能障碍等。

(二)MRI 表现

脑动静脉畸形时,MRI 显示脑内流空现象,即低信号环状或线状结构(图 5-6),代表血管内高速血流。在注射 Gd 对比剂后,高速血流的血管通常不增强,而低速血流的血管往往明显增强。GRE 图像有助于评价血管性病变。CT 可见形态不规则、边缘不清楚的等或高密度点状、弧线状血管影,钙化。

中枢神经系统的海绵状血管瘤并不少见。典型 MRI 表现为,在 T_1WI 及 T_2WI,病变呈高信号或混杂信号,部分病例可见桑葚状或网络状结构;在 T_2WI,病灶周边由低信号的含铁血黄素构成。在 GRE 图像,因磁敏感效应增加,低信号更明显,可以提高小海绵状血管瘤的检出率。MRI 的诊断敏感性、特异性及对病灶结构的显示均优于 CT。部分海绵状血管瘤具有生长趋势,MRI 随诊可了解其演变情况。毛细血管扩张症也是脑出血的原因之一。CT 扫描及常规血管造影时,往往为阴性结果。MRI 检查显示微小灶性出血,提示该病;由于含有相对缓慢的血流,注射对比剂后可见病灶增强。

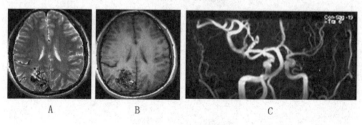

图 5-6　动静脉畸形

A.轴面 T_2WI 显示右顶叶混杂流空信号及增粗的引流静脉;B.轴面 T_1WI 显示团状混杂信号;C.MRA 显示异常血管团、供血动脉、引流静脉

脑静脉畸形或静脉瘤较少引起脑出血,典型 MRI 表现为注射 Gd 对比剂后,病灶呈"水母头"样,经中央髓静脉引流(图 5-7)。合并海绵状血管瘤时,可有出血表现。注射对比剂前,较大的静脉分支在 MRI 呈流空低信号。有时,质子密度像可见线样高或低信号。静脉畸形的血流速度缓慢,MRA 成像时如选择恰当的血流速度,常可显示病变。血管造影检查时,动脉期表现正常,静脉期可见扩张的髓静脉分支。

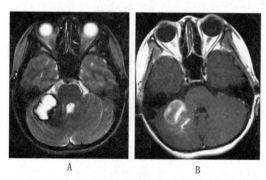

图 5-7　静脉畸形

A.轴面 T_2WI 显示右侧小脑异常高信号,周边有含铁血黄素沉积(低信号环);B.轴面 T_1WI 增强扫描,可见团状出血灶及"水母头"样静脉畸形

第二节　脑白质病的 MRI 诊断

脑白质病可分为髓鞘形成异常和脱髓鞘病两大部分。在此分述如下。

髓鞘形成异常是一组髓鞘形成障碍的疾病,其原因包括染色体先天缺陷或某些特异酶缺乏,导致正常代谢障碍,神经髓鞘不能正常形成。与脱髓鞘疾病不同,髓鞘形成异常通常不伴有特异性炎性反应,而且病变范围广泛、弥漫。该组疾病包括中枢神经系统海绵状变性、异染性脑白质营养不良及先天性皮质外轴索再生障碍症等异常。

一、中枢神经系统海绵状变性

(一)临床表现与病理特征

本病又称 Canavan-Van Bogaert 病、脑白质海绵状硬化症。是一种较罕见的家族遗传性疾病,呈常染色体隐性遗传。以犹太人多见。病理改变为慢性脑水肿、广泛的空泡形成、大脑白质海绵状变性。以皮质下白质及深部灰质受累为主,中央白质相对较轻。髓磷脂明显缺失。星形细胞肿胀、增生。临床表现为出生后 10 个月内起病,以男婴多见,发病迅速,肢体松弛,举头困难,而后肌张力增高,去大脑强直与抽搐发作,视神经萎缩及失明。稍大儿童可有巨脑。常在2~3 岁时死亡。5 岁以后发病以智力障碍为主,可有小脑性共济失调。

(二)MRI 表现

MRI 显示大脑白质长 T_1、长 T_2 异常信号,广泛、弥漫、对称,不强化。头颅巨大、颅缝分开。晚期脑萎缩,脑室扩大。

二、肾上腺脑白质营养不良

(一)临床表现与病理特征

本病又称性连锁遗传谢尔德病(sex-linked Schilder's disease)。为染色体遗传的过氧化物酶体病变。由于全身性固醇或饱和极长链脂肪酸在细胞内异常堆积,致使脑和肾上腺发生器质与功能性改变。由于是在髓鞘形成以后又被破坏,严格讲本病属于脱髓鞘病变。病理检查见大脑白质广泛性、对称性脱髓鞘改变,由枕部向额部蔓延,以顶颞叶变化为著。可累及胼胝体,但皮质下弓形纤维往往不被侵及。脱髓鞘区可见许多气球样巨噬细胞,经 Sudan Ⅳ 染色为橘红色。

血管周围呈炎性改变,并可有钙质沉积。电镜下,巨噬细胞、胶质细胞内有特异性的层状胞质含体。肾上腺萎缩及发育不全可同时存在。晚期,脑白质广泛减少,皮质萎缩,脑室扩大。

根据发病年龄及遗传染色体不同分为 3 种类型。①儿童型:最常见。为 X 性连锁隐性遗传。仅见于男性,通常在 4~8 岁发病。表现为行为改变、智力减退及视觉症状,可有肾上腺功能不全症状(异常皮肤色素沉着)。病程进行性发展,发病后数年内死亡。②成人型:较常见。属性染色体隐性遗传,见于 20~30 岁男性。病程长,有肾上腺功能不全、性腺功能减退,小脑共济失调和智力减退。③新生儿型:为常染色体隐性遗传。于出生后 4 个月内出现症状。临床表现有面部畸形、肌张力减低及色素性视网膜炎。精神发育迟缓,常有癫痫发作。一般在 2 岁前死亡。

(二)MRI 表现

顶枕叶白质首先受累,继之向前累及颞、顶、额叶白质。有时累及胼胝体压部及小脑。病灶周边可有明显强化。经与病理对照发现,这种周边强化实际上代表炎性活动,而疾病后期的无强化,则反映完全性髓鞘结构丧失。在 T_2WI,双侧枕叶白质内可见片状高信号,并向视放射及胼胝体压部扩展(图 5-8)。在部分病例,病变可通过内囊,外囊及半卵圆中心向前发展,但较少累及皮质下弓状纤维。偶有病变最先发生在额叶,并由前向后发展。在成人型病例,MRI 表现无特异性,可见白质内长 T_1、长 T_2 局灶性异常信号,可有轻度脑萎缩。

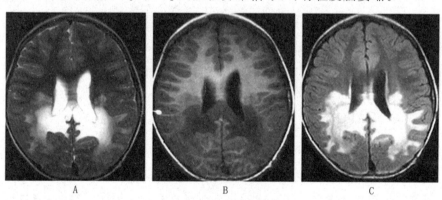

图 5-8　肾上腺脑白质营养不良

A、B.轴面 T_2WI 及 T_1WI 显示双侧颞后枕叶对称性片状长 T_1、长 T_2 信号,胼胝体受累;C.轴面 FLAIR 像显示病变白质为高信号

三、类球状脑白质营养不良

(一)临床表现与病理特征

本病又称 Krabbe 病,属于溶酶体异常,为常染色体隐性遗传疾病。由于β-半乳糖苷酶缺乏,使脑苷酯类代谢障碍,导致髓鞘形成不良。病理检查见大脑髓质广泛而对称性的缺乏髓鞘区,轴索常受累,并可累及小脑及脊髓,病变区星形胶质细胞增生明显,其特征性改变为在白质小血管周围常见丛集的所谓类球状细胞。这种细胞为体积较大的多核类上皮细胞,胞体内含大量脑苷酯类物质。发病有家族遗传史,首发症状见于生后 2～6 个月(婴儿型)。临床表现为发育迟缓、躁动、过度兴奋、痉挛状态。检查可见痴呆、视神经萎缩、皮质盲、四肢痉挛性瘫痪。一般在3～5 年内死亡。偶有晚发型。

(二)MRI 表现

在疾病早期,丘脑、尾状核、脑干、小脑和放射冠可见对称性弥漫性长 T_2 异常信号。中期可见室周斑状异常信号。晚期呈弥漫性脑白质萎缩。

四、异染性脑白质营养不良

(一)临床表现与病理特征

又称脑硫脂沉积病、异染性白质脑病。为常染色体隐性遗传疾病,脑脂质沉积病之一。因芳香基硫酸酯酶 A 缺乏,导致硫脂在巨噬细胞和胶质细胞内的异染颗粒里异常沉积而发病。病理改变为大脑半球、脑干及小脑白质内广泛脱髓鞘,以少枝胶质细胞脱失明显。用甲苯胺蓝染色可见颗粒状的红黑色异染物质广泛分布。临床表现可根据发病年龄分为以下 4 型。①晚期婴儿型:最常见,1～2 岁时开始不能维持正常姿势,肌张力下降,运动减少,以后智力减退,由软瘫转为痉挛性瘫痪,并可有小脑共济失调、眼震、视神经萎缩、失语,逐渐去脑强直、痴呆,多于 5 岁前死于继发感染。②少年型:于 4～5 岁起病,进展缓慢,常有人格改变及精神异常。③婴儿型:生后 6 个月内发病,又称 Austin 病。④成人型:16 岁后发病。

(二)MRI 表现

不具特异性。MRI 显示脑白质内弥漫性融合性长 T_1、长 T_2 信号(图 5-9)。早期病变以中央白质区为主,并累及胼胝体。晚期累及皮质下白质,脑萎缩。无强化,无占位效应。

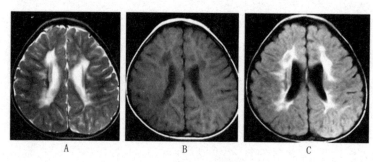

图 5-9 异染性脑白质营养不良

A、B.轴面 T_2WI 及 T_1WI 显示双侧室旁片状长 T_1、长 T_2 信号；C.轴面 FLAIR 像显示双侧室旁高信号病变

五、多发性硬化(MS)

(一)临床表现与病理特征

MS 是一种慢性进行性疾病,特征是在大脑及脊髓发生多处播散的脱髓鞘斑块,从而引起多发性与变化不一的神经症状与体征,且有反复加重与缓解的特点。病因不清,可能与自身免疫反应或慢性病毒感染有关。病理检查见散在的脱髓鞘斑块或小岛,少突胶质细胞破坏,伴有血管周围炎症。病变主要发生于白质内,尤其是脑室周围、视神经、脊髓侧柱与后柱(颈胸段常发生),中脑、脑桥、小脑也受累。大脑皮质及脊髓灰质也有病变。早期,神经细胞体及轴突可保持正常;晚期,轴突破坏,特别是长神经束轴突,继而胶质纤维增生,表现为"硬化"。不同时期病灶可同时存在。

MS 多见于 20~40 岁,女性多于男性。部分病例发病前有受寒、感冒等诱因及前驱症状。症状特点是多灶性及各病灶性症状此起彼伏,恶化与缓解相交替。按主要损害部位可分为脊髓型、脑干小脑型及大脑型。①脊髓型,最常见,主要为脊髓侧束、后束受损的症状,有时可呈脊髓半侧损害或出现脊髓圆锥、前角病损的症状,脊髓某一节段受到大的硬化斑或多个融合在一起的硬化斑破坏时,可出现横贯性脊髓损害征象。②脑干或脑干小脑型,也较常见,病损部位主要在脑干与小脑,脑干以脑桥损害多见,临床表现包括 Charcot 征、运动障碍、感觉障碍以及脑神经损害,后者以视神经损害最常见。③大脑型,少见,根据病变部位及病程早晚,可有癫痫发作、运动障碍及精神症状。

(二)MRI 表现

MS 斑块常见部位包括脑室周围、胼胝体、小脑、脑干和脊髓。MRI 显示 MS 的早期脱髓鞘病变优于 CT,敏感度超过 85%。FLAIR 序列,包括增强后

FLAIR 序列,是目前显示 MS 斑块最有效的 MR 序列之一。MS 斑块呈圆形或卵圆形,在 T_2 FLAIR 序列呈高信号,在 T_1WI 呈等或低信号。注射对比剂后增强扫描时,活动性病灶表现为实性或环状强化(图 5-10),而非活动性病灶往往不强化。对于不典型病例,需要综合临床表现、免疫生化及影像检查结果,方可正确诊断。

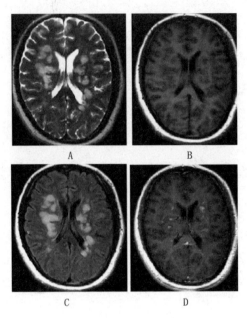

图 5-10　多发性硬化

A、B.轴面 T_2WI 及 T_1WI 显示双侧室旁白质内多发的斑块状长 T_1、长 T_2异常信号;C.轴面 FLAIR 像显示双侧室旁白质内高信号病灶更明显;D.轴面增强 T_1WI 显示斑点和斑片状强化病灶

六、弥漫性硬化

(一)临床表现与病理特征

弥漫性硬化又称 Schilder 病,是一种罕见的脱髓鞘疾病。常见于儿童,故也称儿童型多发性硬化。病理改变为大脑白质广泛性脱髓鞘,呈弥漫不对称分布,常为一侧较明显。病变多由枕叶开始,逐渐蔓延至顶叶、颞叶与额叶,或向对侧扩展。白质髓鞘脱失由深至浅融合成片,可累及皮质。脑干、脊髓也可见脱髓鞘后形成的斑块。晚期因髓质萎缩出现第三脑室及侧脑室扩大,脑裂、脑池增宽。

患者多在 10 岁前发病,起病或急或缓。根据受累部位不同出现不同症状。

枕叶症状：从同侧偏盲至全盲，从视力减退至失明，瞳孔功能与眼底常无改变；顶颞叶症状：失听、失语、失用与综合感觉障碍；额叶症状：智力低下、情感不稳、行为幼稚。也可出现四肢瘫或偏瘫，癫痫大发作或局限性运动性发作。

（二）MRI 表现

病灶大多位于枕叶，表现为长 T_2 异常信号；在 T_1WI，病灶可为低信号、等信号或高信号；注射对比剂后病灶边缘可强化。病变晚期主要表现为脑萎缩。

七、急性播散性脑脊髓炎

（一）临床表现与病理特征

常发生于病毒感染（如麻疹、风疹、天花、水痘、腮腺炎、百日咳、流感）或细菌感染（如猩红热）之后，也可发生于接种疫苗（如狂犬病、牛痘）之后。病理改变为脑与脊髓广泛的炎性脱髓鞘反应，以白质中小静脉周围的髓鞘脱失为特征。病变区血管周围有炎性细胞浸润、充血、水肿，神经髓鞘肿胀、断裂及脱失，形成点状软化坏死灶，并可融合为大片软化坏死区，可有胶质细胞增生。病灶主要位于白质，但也可损及灰质与脊神经根。临床急性起病，儿童及青壮年多发，发病前1～2周有感染或接种史。首发症状多为头痛、呕吐，体温可再度升高。中枢神经系统受损广泛，出现大脑、脑干、脑膜及脊髓症状与体征。

（二）MRI 表现

双侧大脑半球可见广泛弥散的长 T_1、长 T_2 异常信号，病灶边界清楚，可累及基底核区及灰质。急性期因水肿使脑室受压、变小。注射对比剂后，病灶无强化，或呈斑片状、环状强化。较大孤立强化病灶的影像表现可类似肿瘤，应结合病史进行鉴别。晚期灰白质萎缩，脑沟裂及脑室增宽。

八、胼胝体变性

（一）临床表现与病理特征

本病又称 Marchiafava-Bjgnami 病。病因不清。最早报道发生于饮红葡萄酒的意大利中老年人。但无饮酒嗜好者也可发生。病理改变特征为胼胝体中央部脱髓鞘，坏死及软化灶形成。病变也可侵及前、后联合或其他白质区。病灶分布大致对称，病灶周边结构保持完好。临床表现为局限性或弥漫性脑部受损症状及体征，如进行性痴呆，震颤、抽搐等。病情渐进发展无缓解，对各种治疗无明显反应。一般数年内死亡。

(二)MRI 表现

特征性 MRI 表现为胼胝体内长 T_1、长 T_2 异常信号(图 5-11),边界清楚、局限。注射对比剂后病变区可强化。病变常累及脑室额角前白质,表现为长 T_1、长 T_2 异常信号区。晚期胼胝体萎缩。

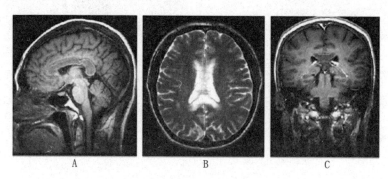

图 5-11　胼胝体变性

A、B.矢状面 T_1 WI 及轴面 T_2 WI 显示胼胝体长 T_1、长 T_2 异常信号;C.冠状面增强 T_1 WI 显示胼胝体病变无明显强化

九、脑桥中央髓鞘溶解症

(一)临床表现与病理特征

本病可能与饮酒过度、营养不良以及电解质或酸碱平衡紊乱(特别是快速纠正的低血钠)有关。病理改变为以脑桥基底的中央部开始的髓鞘溶解,并呈离心性扩散,神经细胞及轴索可不受损害,神经纤维束之间存在巨噬细胞,其作用为吞噬溶解的髓鞘及脂肪颗粒。病变严重者,整个脑桥均受累,并可累及中脑及脑桥外结构,如内囊、丘脑、基底核、胼胝体及半卵圆中心。典型患者为中年酒徒。此外,本病也可发生于患恶性肿瘤、慢性肺部疾病或慢性肾衰竭者。患者多表现为严重的代谢障碍,脑神经麻痹及长束征。病程进展很快,存活率低。

(二)MRI 表现

MRI 在检出脑桥病灶、评估轴索(皮质脊髓束)保留以及发现脑桥外病灶方面均优于 CT。在 T_2 WI,病变呈高信号,无占位效应。在 T_1 WI,脑桥中心部呈低信号区,脑桥边缘仅剩薄薄的一层(图 5-12)。通常不累及被盖部。有时可见中脑、丘脑和基底核受累。病灶强化表现多变,可无强化或轻度环状强化。病变后期脑桥萎缩。

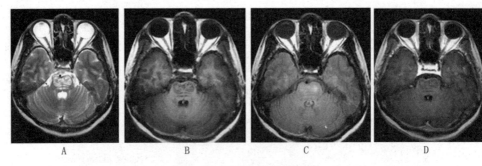

图 5-12　脑桥中央髓鞘溶解

A、B.轴面 T_2WI 及 T_1WI 显示脑桥片状不均匀稍长 T_1、稍长 T_2 信号；C.轴面
FLAIR 像显示脑桥病灶为稍高信号；D.轴面增强 T_1WI 显示脑桥病灶强化不明显

第三节　颅脑外伤的 MRI 诊断

一、硬膜外血肿

(一)临床表现与病理特征

硬膜外血肿位于颅骨内板与硬脑膜之间,约占外伤性颅内血肿的 30%。出血来源包括：脑膜中动脉,脑膜中动脉经棘孔入颅后,沿着颅骨内板的脑膜中动脉沟走行,在翼点分两支,均可破裂出血;上矢状窦或横窦,骨折线经静脉窦致出血;障静脉或导血管,颅骨板障内有网状板障静脉和穿透颅骨导血管,损伤后出血沿骨折线流入硬膜外形成血肿;膜前动脉和筛前、筛后动脉;膜中静脉。

急性硬膜外血肿患者常有外伤史,临床容易诊断。慢性硬膜外血肿较少见,占 3.5%～3.9%。其发病机制、临床表现及影像征象与急性血肿有所不同。临床表现以慢性颅内压增高症状为主,症状轻微而持久,如头痛、呕吐及视盘水肿。通常无脑局灶定位体征。

(二)MRI 表现

头颅 CT 是最快速、最简单、最准确的诊断方法。其最佳征象为高密度双凸面脑外占位。在 MRI 可见血肿与脑组织之间的细黑线,即移位的硬脑膜(图 5-13)。急性期硬膜外血肿在多数序列与脑皮质信号相同。

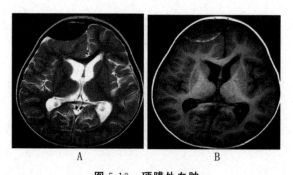

图 5-13 硬膜外血肿

A、B.轴面 T_2WI 及 T_1WI 显示右额硬膜外双凸状异
常信号,其内可见液平面,右额皮质受压明显

(三)鉴别诊断

包括脑膜瘤、转移瘤及硬膜结核瘤。脑膜瘤及硬膜结核瘤均可见明显强化
的病灶,而转移瘤可能伴有邻近颅骨病变。

二、硬膜下血肿

(一)临床表现与病理特征

硬膜下血肿发生于硬脑膜和蛛网膜之间,是最常见的颅内血肿。常由直接
颅脑外伤引起,间接外伤亦可。1/3～1/2 为双侧性血肿。外伤撕裂了横跨硬膜
下的桥静脉,导致硬膜下出血。

依照部位不同及进展快慢,临床表现多样。慢性型自外伤到症状出现之间
有一静止期,多由皮质小血管或矢状窦房桥静脉损伤所致。血液流入硬膜下间
隙并自行凝结。因出血量少,此时可无症状。3 周以后血肿周围形成纤维囊壁,
血肿逐渐液化,蛋白分解,囊内渗透压增高,脑脊液渗入囊内,致血肿体积增大,
压迫脑组织而出现症状。

(二)MRI 表现

CT 诊断主要根据血肿形态、密度及一些间接征象。一般表现为颅骨内板下
新月形均匀一致高密度。有些为条带弧状或梭形混合性硬膜外、下血肿,CT 无
法分辨。MRI 在显示较小硬膜下血肿和确定血肿范围方面更具优势。冠状面、
矢状面 MRI 有助于检出位于颞叶之下中颅凹内血肿、头顶部血肿、大脑镰及靠
近小脑幕的血肿(图 5-14)。硬膜在 MRI 呈低信号,有利于确定血肿在硬膜下或
是硬膜外。在 FLAIR 序列,硬膜下血肿表现为条弧状、月牙状高信号,与脑回、
脑沟分界清楚。

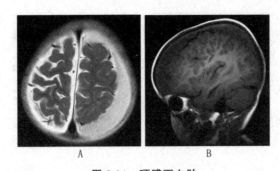

图 5-14　硬膜下血肿

A.轴面 T_2WI；B.矢状面 T_1WI 显示左侧额顶骨板下新月形血肿信号

(三)鉴别诊断

主要包括硬膜下水瘤,硬膜下渗出及由慢性脑膜炎、分流术后、低颅压等所致硬脑膜病。

三、外伤性蛛网膜下腔出血

(一)临床表现与病理特征

本病系颅脑损伤后由于脑表面血管破裂或脑挫伤出血进入蛛网膜下腔,并积聚于脑沟、脑裂和脑池。因患者年龄、出血部位、出血量多少不同,临床表现各异。轻者可无症状,重者昏迷。绝大多数病例外伤后数小时内出现脑膜刺激征,表现为剧烈头痛、呕吐、颈项强直等。少数患者早期可出现精神症状。腰椎穿刺脑脊液检查可确诊。

相关病理过程包括:血液流入蛛网膜下腔使颅内体积增加,引起颅内压升高;血性脑脊液直接刺激脑膜致化学性脑膜炎;血性脑脊液直接刺激血管或血细胞产生多种血管收缩物质,引起脑血管痉挛,导致脑缺血、脑梗死。

(二)MRI 表现

CT 可见蛛网膜下腔高密度,多位于大脑外侧裂、前纵裂池、后纵裂池、鞍上池和环池。但 CT 阳性率随时间推移而减少,外伤 24 小时内 95％以上,1 周后不足20％,2 周后几乎为零。而 MRI 在亚急性和慢性期可以弥补 CT 的不足(图 5-15)。在 GRE T_2WI,蛛网膜下腔出血呈沿脑沟分布的低信号。本病急性期在常规T_1WI、T_2WI 无特异征象,在 FLAIR 序列则显示脑沟、脑裂、脑池内条弧线状高信号。

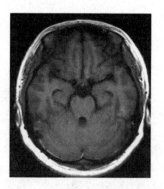

图 5-15　蛛网膜下腔出血

轴面 T_1WI 显示颅后窝蛛网膜下腔线样高信号

四、弥漫性轴索损伤

(一)临床表现与病理特征

脑弥漫性轴索损伤(DAI)又称剪切伤(shear injury),是重型闭合性颅脑损伤病变,临床症状重,死亡率和致残率高。病理改变包括轴索微胶质增生和脱髓鞘改变,伴有或不伴有出血。因神经轴索折曲、断裂,轴浆外溢而形成轴索回缩球,可伴有微胶质细胞簇形成。脑实质胶质细胞不同程度肿胀、变形,血管周围间隙扩大。毛细血管损伤造成脑实质和蛛网膜下腔出血。

DAI患者表现为意识丧失和显著的神经学损害。大多数在伤后立即发生原发性持久昏迷,无间断清醒期或清醒期短。昏迷的主要原因是广泛性大脑轴索损伤,使皮质与皮质下中枢失去联系,故昏迷时间与轴索损伤的数量和程度有关。临床上将DAI分为轻、中、重3型。

(二)MRI表现

CT见脑组织弥漫性肿胀,灰白质分界不清,其交界处有散在斑点状高密度出血灶,伴有蛛网膜下腔出血。脑室、脑池受压变小,无局部占位征象。MRI特征如下。①弥漫性脑肿胀:双侧大脑半球皮髓质交界处出现模糊不清的长 T_1、长 T_2 信号,在FLAIR序列呈斑点状不均匀中高信号。脑组织呈饱满状,脑沟、裂、池受压变窄或闭塞,且为多脑叶受累。②脑实质出血灶:单发或多发,直径多<2.0 cm,均不构成血肿,无明显占位效应。主要分布于胼胝体周围、脑干上端、小脑、基底核区及皮髓质交界部。在急性期呈长 T_1、短 T_2 信号(图5-16),在亚急性期呈短 T_1、长 T_2 信号,在FLAIR呈斑点状高信号。③蛛网膜下腔和/或脑室出血:蛛网膜下腔出血多见于脑干周围,尤其是四叠体池、环池,以及幕切迹

和/或侧脑室、第三脑室。在出血超急性期或急性期,平扫 T_1WI、T_2WI 显示欠佳,但在亚急性期,呈短 T_1、长 T_2 信号,在 FLAIR 呈高信号。④合并其他损伤:DAI 可合并硬膜外、硬膜下血肿,颅骨骨折。

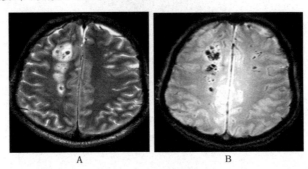

图 5-16　弥漫性轴索损伤

A.轴面 T_2WI 显示双额灰白质交界区片状长 T_2 异常信号,混杂有点状

出血低信号;B.轴面 GRE 像显示更多斑点状出血低信号

(三)鉴别诊断

1.DAI 与脑挫裂伤鉴别

前者出血部位与外力作用无关,出血好发于胼胝体、皮髓质交界区、脑干及小脑等处,呈类圆形或斑点状,直径多<2.0 cm;后者出血多见于着力或对冲部位,呈斑片状或不规则形,直径可>2.0 cm,常累及皮质。

2.DAI 与单纯性硬膜外、硬膜下血肿鉴别

DAI 合并的硬膜外、下血肿表现为"梭形"或"新月形"稍高信号,但较局限,占位效应不明显。可能与其出血量较少和弥漫性脑肿胀有关。

五、脑挫裂伤

(一)临床表现与病理特征

脑挫裂伤是最常见的颅脑损伤之一。脑组织浅层或深层有散在点状出血伴静脉淤血,并脑组织水肿者为脑挫伤,凡有软脑膜、血管及脑组织断裂者称脑裂伤,两者习惯上统称脑挫裂伤。挫裂伤部位以直接接触颅骨粗糙缘的额颞叶多见。脑挫裂伤病情与其部位、范围和程度有关。范围越广、越接近颞底,临床症状越重,预后越差。

(二)MRI 表现

MRI 征象复杂多样,与挫裂伤后脑组织出血、水肿及液化有关。对于出血

性脑挫裂伤(图 5-17),随着血肿内的血红蛋白演变,即含氧血红蛋白→去氧血红蛋白→正铁血红蛋白→含铁血黄素,病灶的 MRI 信号也随之变化。对于非出血性脑损伤病灶,多表现为长 T_1、长 T_2 信号。由于脑脊液流动伪影,或与相邻脑皮质产生部分容积效应,位于大脑皮质、灰白质交界处的病灶不易显示,且难鉴别水肿与软化。FLAIR 序列抑制自由水,显示结合水,在评估脑挫裂伤时,对确定病变范围、检出重要功能区的小病灶、了解是否合并蛛网膜下腔出血有重要的临床价值。

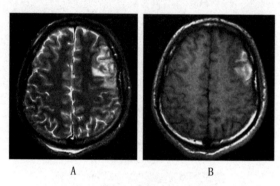

图 5-17　脑挫裂伤

A、B.轴面 T_2WI 及 T_1WI 显示左额叶不规则形长 T_2 混杂信号及短 T_1 出血信号

第四节　囊肿与脑脊液循环异常的 MRI 诊断

一、蛛网膜囊肿

(一)临床表现与病理特征

颅内蛛网膜囊肿是指脑脊液样无色清亮液体被包裹在蛛网膜所构成的袋状结构内形成的囊肿,分先天性囊肿和继发性囊肿。颅内蛛网膜囊肿可发生于各个年龄段,以儿童及青少年多见。患者可终身无症状,常因头部外伤、体检或其他原因行头颅影像学检查而发现。常见症状为颅内压增高、脑积水、局灶性神经功能缺失、头围增大或颅骨不对称畸形等。

(二)MRI 表现

MRI 检查时,T_1WI 示低信号,T_2WI 示高信号,与脑脊液信号相同(图 5-18),

呈边界清楚的占位病灶,增强时无强化,周围脑组织无水肿,部分脑组织受压移位。与 CT 相比,MRI 为三维图像,且无颅骨伪像干扰。对中线部位、颅后窝及跨越两个颅窝的病变,以及了解病变与脑实质、脑池的关系,MRI 检查可以获得 CT 检查不能得到的信息(图 5-19)。

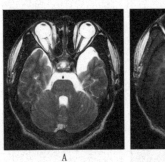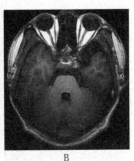

A   B

图 5-18　蛛网膜囊肿

A、B.轴面 T_2WI 及 T_1WI 显示左侧颞极长圆形长 T_1、长 T_2 脑脊液信号,边界清楚,相邻颞叶受推移

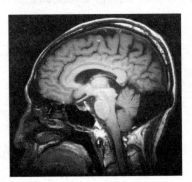

图 5-19　枕大池蛛网膜囊肿

矢状面 T_1WI 显示枕大池内团状脑脊液信号影,膨胀性生长,相邻小脑及颅后窝骨板受压

(三)鉴别诊断

本病诊断主要靠 CT 或 MRI,应与脂肪瘤、皮样或表皮样囊肿相鉴别。它们的 CT 值均为负值可资区别;囊性胶质瘤囊壁边有瘤结节则易于区别;血管网织细胞瘤通常亦为"大囊小结节",且结节于囊壁边为其特征。

二、表皮样囊肿

(一)临床表现与病理特征

表皮样囊肿来自外胚层,又称胆脂瘤或珍珠瘤,是胚胎发育过程中外胚层残余组织异位所致。囊壁为正常表皮,内含角质物,有时含胆固醇结晶。占颅内肿瘤的 0.2%～1.8%。多发生于桥小脑角、岩斜区,手术全切除较为困难。

临床症状与病变部位有关。①桥小脑角型:最常见,早期三叉神经痛,晚期出现桥小脑角征,脑神经功能障碍,如面部疼痛,感觉减退、麻木,共济失调;②岩斜区型:常为三叉神经痛及三叉神经分布区感觉运动障碍,由于肿瘤生长缓慢、病情长,且呈囊性沿间隙生长,以致肿瘤大而临床表现轻;③脑实质内型:大脑半球常有癫痫发作及颅内压增高,颅后窝者多出现共济失调及后组脑神经麻痹。

(二)MRI 表现

肿瘤多发生于额、颞叶邻近颅底区表浅部位,如桥小脑角、鞍上池、岩斜区,形态不规则,边缘不光整。肿瘤沿蛛网膜下腔匍行生长,呈"见缝就钻"特性。由于表皮样囊肿内的胆固醇和脂肪大多不成熟,且含量较少,所以决定表皮样囊肿 MR 信号的主要因素是上皮组织。表皮样囊肿在 T_1WI 呈低信号,T_2WI 高信号,信号明显高于脑组织和脑脊液,包膜在 T_1 和 T_2 相均呈高信号。增强扫描时,病灶无强化(图 5-20),或其边缘及局部仅有轻、中度强化。

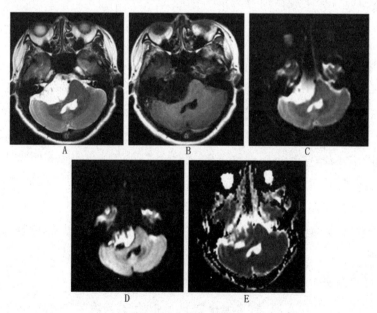

图 5-20　表皮样囊肿

A、B.轴面 T_2WI 及 T_1WI 增强像显示右侧脑桥小脑角区囊性异常信号,信号欠均匀,病灶未见明显强化;C.轴面 DWI(b ＝0),病灶呈稍高信号;D.轴面 DWI(b ＝1 000);E.轴面 ADC 图,可见病灶信号不均匀,弥散降低

(三)鉴别诊断

1.低级星形细胞瘤

虽病灶边界清晰,无水肿,无强化,可囊变及钙化,但病变常位于白质内,病灶以稍长 T_1、稍长 T_2 信号为主,形态多规则等征象与本病不同。

2.间变型星形细胞瘤与多形性胶质母细胞瘤

以不均匀长 T_1、长 T_2 信号及囊变、坏死和出血为特征,与本病类似,但其血管源性水肿明显,呈不规则花环状明显强化,易与本病区别。

3.恶性多形性黄色星形细胞瘤

常位于颞叶表浅部位,囊实性肿块有出血及坏死,信号不均,瘤内可含有脂肪信号与本病类似,但水肿及强化明显,脑膜常受累等征象有助于两者鉴别。

4.同心圆性硬化

表皮样囊肿偶有同心圆形等 T_1、略长 T_2 信号,但同心圆性硬化多发生于脑白质,脑白质内及脑干白质内常伴有小圆形长 T_1、长 T_2 信号病灶,类似多发性硬化斑等特点,有助于诊断与鉴别诊断。

三、皮样囊肿

(一)临床表现与病理特征

颅内皮样囊肿是罕见的先天性肿瘤,起源于妊娠 3～5 周外胚层表面,与神经管分离不完全而包埋入神经管内,胎儿出生后形成颅内胚胎肿瘤,占颅内肿瘤的 0.2%。常发生在中线部位硬脑膜外、硬脑膜下或脑内,位于颅后窝者占 2/3,以小脑蚓部、第四脑室及小脑半球为多。常见于 30 岁年龄组,无性别差异。

临床表现与其占位效应和自发破裂有关。皮样囊肿的胆固醇粒子进入蛛网膜下腔可引起脑膜刺激症状。癫痫和头痛最常见。囊壁破裂后可引起化学性脑膜炎、血管痉挛、脑梗死等。少数囊壁通过缺损的颅骨与皮肤窦相通,感染后可引起脑脓肿。

(二)MRI 表现

囊肿呈囊状,边界清楚,信号强度较低。但由于其内含有毛发等不同成分,信号不均匀,以 T_2WI 为著。注射 Gd-DTPA 后囊肿无强化(图 5-21),部分囊壁轻度强化。皮样囊肿破裂后,病灶与周围组织分界欠清,蛛网膜下腔或脑室内出现脂肪信号。脂肪抑制像可见高信号消失(图 5-22)。在桥小脑角区短 T_1 短 T_2 信号病变的鉴别诊断中,应考虑皮样囊肿。

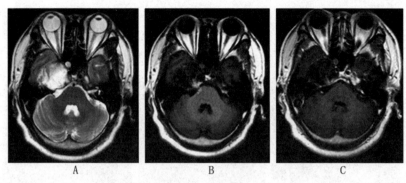

图 5-21 皮样囊肿

A、B.轴面 T_2WI 及 T_1WI 显示右侧颞叶内侧片状混杂信号,内见斑片状短 T_1 信号,边界清楚;C.轴面增强 T_1WI 显示病灶无强化

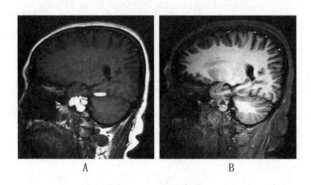

图 5-22 皮样囊肿

A.矢状面 T_1WI 显示岩骨尖及小脑幕团状及片状短 T_1 信号;B.矢状面 T_1WI 脂肪抑制像显示异常短 T_1 信号被抑制,提示脂性病灶

四、松果体囊肿

(一)临床表现与病理特征

松果体囊肿是一种非肿瘤性囊肿,是一种正常变异。囊肿起源尚不清楚,大小一般 5～15 mm。囊肿壁组织学分 3 层,外层为纤维层,中层为松果体实质,内层为胶质组织,无室管膜细胞。患者大多无症状。但由于囊肿上皮具有分泌功能,可随时间延长而使囊肿逐渐增大,产生占位效应,出现临床症状,称为症状性松果体囊肿。症状包括:①阵发性头痛,伴有凝视障碍;②慢性头痛,伴有凝视障碍、眼底水肿及脑积水;③急性脑积水症状。

(二)MRI 表现

MRI 表现为松果体区囊性病变,呈椭圆形或圆形,边缘光滑、规整。囊壁薄、均匀完整,于各扫描序列同脑皮质等信号。增强扫描部分囊壁环状强化,部分不强化。其强化机制是由于囊壁中残余的松果体实质碎片引起或是囊肿邻近血管结构的强化所致。囊内容物同脑脊液信号相似(图5-23)。

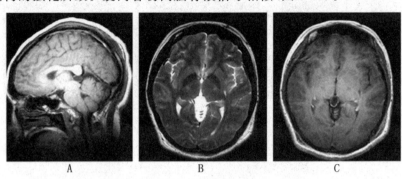

图 5-23　松果体囊肿

A、B.矢状面 T_1WI 及轴面 T_2WI 显示松果体区小圆形囊性信号,边界清楚;C.轴面增强 T_1WI 显示囊性病灶后缘略显强化

(三)鉴别诊断

主要有蛛网膜囊肿、松果体瘤囊变、第三脑室后表皮样囊肿、皮样囊肿及单发囊虫病。

1.蛛网膜囊肿

其信号特征与松果体囊肿相似,但前者无壁,且 T_2 FLAIR 序列呈低信号,与后者不同。

2.松果体瘤液化囊变

其囊壁厚且不规则,有壁结节,增强扫描时囊壁及壁结节明显强化,与松果体囊肿壁的强化不同。

3.第三脑室后表皮样囊肿和皮样囊肿

其信号特征与松果体囊肿不同,特别在 T_2 FLAIR 和 DWI 序列。

4.单发囊虫病

有临床感染史,MRI可显示囊壁内头节,结合实验室检查鉴别不难。

第六章

乳腺疾病的MRI诊断

第一节 乳腺脂肪坏死的 MRI 诊断

一、临床表现与病理特征

乳腺脂肪坏死常为外伤或医源性损伤导致局部脂肪细胞坏死液化后引起的非化脓性无菌性炎症反应。虽然乳腺内含有大量的脂肪组织,但发生脂肪坏死者并不多见。根据病因可将乳腺脂肪坏死分为原发性和继发性两种。绝大多数为原发性脂肪坏死,由外伤后引起,外伤多为钝器伤,尽管有些患者主诉无明显外伤史,但一些较轻的钝器伤如桌边等的碰撞也可使乳腺脂肪组织直接受到挤压而发生坏死。继发性乳腺脂肪坏死可由于导管内容物淤积并侵蚀导管上皮,使具有刺激性的导管内残屑溢出到周围的脂肪组织内,导致脂肪坏死,也可由于手术、炎症等原因引起。

脂肪坏死的病理变化随病期而异。最早表现为一局限出血区,脂肪组织稍变硬。镜下可见脂肪细胞浑浊及脂肪细胞坏死崩解,融合成较大的脂滴。3～4 周后形成一圆形硬结,表面呈黄灰色,并有散在暗红区,切面见油囊形成,囊大小不一,其中含油样液或暗褐色的血样液及坏死物质。后期纤维化,病变呈坚实灰黄色肿块,切面为放射状瘢痕样组织,内有含铁血黄素及钙盐沉积。

脂肪坏死多发生在巨大脂肪型乳腺癌患者。发病年龄可从 14～80 岁,但多数发生在中、老年。约半数患者有外伤史,病变常位于乳腺表浅部位的脂肪层内,少数可发生于乳腺任何部位。最初表现为病变处黄色或棕黄色瘀斑,随着病变的发展,局部出现肿块,界限多不清楚,质地硬韧,有压痛,与周围组织有轻度粘连。后期由于大量纤维组织增生,肿块纤维样变,使其边界较清楚。纤维化后可有牵拽征,如皮肤凹陷、乳头内陷等,应注意与乳腺癌鉴别。部分患者肿块最后可缩小、消失。少数患者由于炎症的刺激可伴有同侧腋窝淋巴结肿大。

二、MRI 表现

乳腺脂肪坏死表现典型者病变多位于皮下脂肪层表浅部位(图 6-1),当脂肪坏死发生在乳腺较深部位与腺体重叠而表现为边缘欠清的肿块性病变时易误诊为乳腺癌。病变早期,若皮肤有红肿、瘀斑,则可显示非特异性的皮肤局限增厚与皮下脂肪层致密浑浊。在 MRI 上较早期的脂肪坏死表现为形状不规则,边界不清楚,病变在 T_1WI 上表现为低信号,在 T_2WI 上表现为高信号,内部信号不均匀。

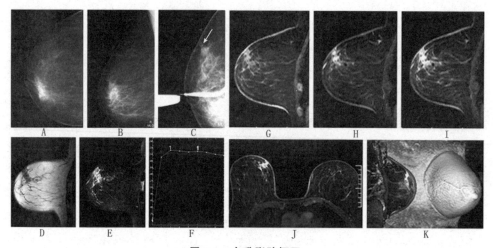

图 6-1　右乳脂肪坏死

63 岁,女,2 个月前右乳曾有自行车车把撞过外伤史;A.右乳 X 线头尾位片;B.右乳 X 线内外侧斜位片;C.右乳病变切线位局部加压片,显示右乳内上方皮下脂肪层及邻近腺体表层局限致密,边界不清,密度中等;D.右乳 MRI 平扫矢状面 T_1WI;E.右乳 MRI 平扫矢状面脂肪抑制 T_2WI;F.动态增强后病变时间-信号强度曲线图;G、H、I.分别为 MRI 平扫、动态增强后 1、8 分钟;J.增强后延迟时相横轴面 T_1WI;K.VR 图,显示右乳内上方皮下脂肪层及邻近腺体表层局限片状异常信号,边界欠清,于 T_1WI 呈较低信号,T_2WI 呈较高信号,动态增强后病变呈明显不均匀强化,时间-信号强度曲线呈平台型,局部皮肤增厚

动态增强检查病变可呈快速显著强化,与恶性肿瘤鉴别困难。病变后期纤维化后,动态增强检查有助于脂肪坏死的诊断,其强化方式缺乏典型恶性病变具有的快进快出特点。

三、鉴别诊断

本病应与乳腺癌鉴别。发生在皮下脂肪层表浅部位的乳腺脂肪坏死诊断不难。对于无明显外伤史,脂肪坏死又发生在乳腺较深部位且与腺体重叠时,与乳腺癌较难鉴别。通常乳腺癌的肿块呈渐进性增大,而脂肪坏死大多有缩小趋势。对于较早期的脂肪坏死,单纯依靠 MRI 动态增强后的曲线类型与乳腺癌鉴别困难。病变后期纤维化后,动态增强检查有助于脂肪坏死的诊断,其强化方式缺乏典型恶性病变具有的快进快出特点。

第二节　乳腺脓肿的 MRI 诊断

一、临床表现与病理特征

乳腺脓肿既可发生于产后哺乳期妇女,也可发生于非产后哺乳期妇女。乳腺脓肿可由乳腺炎形成,少数来自囊肿感染。而对于非产后哺乳期乳腺脓肿,则多数不是由急性乳腺炎迁延而来,临床表现不典型,常无急性过程,患者往往以乳腺肿块而就诊,因缺乏典型的乳腺炎病史或临床症状,更由于近年来乳腺癌的发病率上升,容易将其误诊为乳腺肿瘤。

二、MRI 表现

乳腺脓肿在 MRI 上比较具有特征性表现,MRI 平扫 T_1WI 上表现为低信号,T_2WI 呈中等或高信号,边界清晰或部分边界清晰,脓肿壁在 T_1WI 上表现为环状规则或不规则的等或略高信号,在 T_2WI 上表现为等或高信号,且壁较厚。当脓肿形成不成熟时,环状壁可厚薄不均匀或欠完整,外壁边缘较模糊;而脓肿成熟后,其壁厚薄均匀完整。脓肿中心坏死部分在 T_1WI 呈明显低信号、在 T_2WI 呈明显高信号。水肿呈片状或围绕脓肿壁的晕圈,在 T_1WI 上信号较脓肿壁更低、在 T_2WI 上信号较脓肿壁更高。

在增强 MRI,典型的脓肿壁呈厚薄均匀的环状强化,多数表现为中度、均匀、延迟强化。当脓肿处于成熟前的不同时期时,脓肿壁亦可表现为厚薄均匀或不均匀的环状强化,强化程度亦可不同。脓肿中心坏死部分及周围水肿区无强化。部分脓肿内可见分隔状强化。较小的脓肿可呈结节状强化。当慢性脓肿的脓肿壁大部分发生纤维化时,则强化较轻。如在脓肿周围出现子脓肿时对诊断帮助较大(图 6-2)。

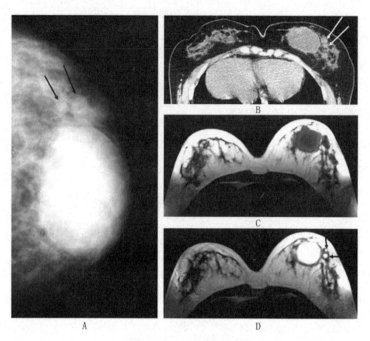

图 6-2 左乳腺脓肿

A.左乳 X 线头尾位片,显示左乳内上高密度肿物,肿物大部分边缘清晰、规则,部分后缘显示模糊,其内未见钙化,该肿物外侧尚可见两个小结节(黑箭),密度与腺体密度相近,边缘尚光滑;B.CT 平扫,显示左乳内侧肿物,边界清楚,其内部 CT 值为 11.4 Hu,肿物壁密度稍高且较厚,其外侧亦可见两个小结节(白箭),边界清楚;C.MRI 平扫横轴面 T_1WI;D.MRI 平扫横轴面 T_2WI,显示左乳内侧类圆形肿物,肿物于 T_1WI 呈低信号,T_2WI 呈高信号,表现为液体信号特征,边界清楚,肿物外周可见一厚度大致均匀的壁,内壁光滑整齐,该肿物外侧亦可见两个信号与之相同的小结节(黑箭),边界清楚

三、鉴别诊断

(一)良性肿瘤和囊肿

乳腺脓肿在 MRI 上具有特征性表现,脓肿壁较厚,增强后呈环状强化,中心为无强化的低信号区。如行 DWI 检查,乳腺脓肿与良性肿瘤或囊肿表现不同,脓液 ADC 值较低。

(二)肿块型乳腺癌

乳腺癌多表现为形态不规则,边缘毛刺,临床以无痛性肿块为主要表现。在动态增强 MRI,乳腺癌信号强度多为快速明显增高且快速减低,强化方式多由边缘向中心渗透,呈向心样强化。而脓肿呈环状强化,壁较厚,中心为无强化的低信号区。

第三节　乳腺脂肪瘤的 MRI 诊断

一、临床表现与病理特征

乳腺脂肪瘤不多见。患者多为中年以上的妇女,一般无症状。脂肪瘤生长缓慢,触诊时表现为柔软、光滑、可活动的肿块,界限清晰。在大体病理上,脂肪瘤与正常脂肪组织类似,但色泽更黄,周围有纤细的完整包膜。镜下观察脂肪瘤由分化成熟的脂肪细胞构成,其间有纤维组织分隔。

二、MRI 表现

脂肪瘤由脂肪组织和包膜组成,通常乳腺 X 线检查能够做出诊断,因此不需进行 MRI 检查,一般多由于其他原因行乳腺 MRI 检查而发现。脂肪瘤在 T_1WI 和 T_2WI 呈高信号,在脂肪抑制序列上呈低信号,其内无正常的导管、腺体和血管结构,有时可见肿瘤周围的低信号包膜。增强后脂肪瘤无强化(图 6-3)。

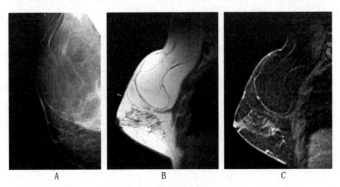

A B C

图 6-3　(右乳腺)巨大脂肪瘤

A.右乳 X 线内外侧斜位片,显示右乳腺上方巨大肿物,该肿物前下缘边界清晰,上及后缘未包括全,密度与脂肪组织相近,内部密度欠均匀,可见分隔;B.右乳 MRI 平扫矢状面 T_1WI;C.右乳 MRI 增强后矢状面脂肪抑制 T_1WI,显示右乳腺上方巨大肿物,于 T_1WI 和 T_2WI 均呈高信号,行脂肪抑制后呈低信号,肿物内部可见分隔,增强后肿物无强化表现

三、鉴别诊断

(一)错构瘤

脂肪瘤内不含纤维腺样组织,在高信号的脂肪组织内常可见纤细的纤维分

隔;而错构瘤包括脂肪组织及纤维腺样组织,MRI特点为信号混杂。

(二)透亮型积乳囊肿

积乳囊肿常发生在哺乳期妇女,脂肪瘤多发生在中、老年妇女;X线上,脂肪瘤的体积常较积乳囊肿大;脂肪瘤的周围围有纤细而致密的包膜,形态可为分叶状,而积乳囊肿多为圆形,且囊壁较厚;脂肪瘤的透亮区内可见纤细的纤维分隔,而积乳囊肿则无;脂肪瘤为实质性低密度病变,而透亮型积乳囊肿为低密度囊性病变,超声检查有助于两者鉴别。积乳囊肿强化后其壁有强化,而脂肪瘤的壁无强化。

(三)正常乳腺内局限脂肪岛

X线上,脂肪瘤具有完整纤细而致密的包膜,而正常乳腺内局限脂肪岛在不同透照位置上观察缺乏完整边缘。

第四节　乳腺纤维腺瘤的 MRI 诊断

一、临床表现与病理特征

乳腺纤维腺瘤是最常见的乳腺良性肿瘤,多发生在 40 岁以下妇女,可见于一侧或两侧,也可多发,多发者约占 15%。患者一般无自觉症状,多为偶然发现,少数可有轻度疼痛,为阵发性或偶发性,或在月经期明显。触诊时多为类圆形肿块,表面光滑,质地韧,活动,与皮肤无粘连。病理上,纤维腺瘤是由乳腺纤维组织和腺管两种成分增生共同构成的良性肿瘤。在组织学上,可表现为以腺上皮为主要成分,也可表现为以纤维组织为主要成分,按其比例不同,可称之为纤维腺瘤或腺纤维瘤,多数肿瘤以纤维组织增生为主要改变。其发生与乳腺组织对雌激素的反应过强有关。

二、MRI 表现

纤维腺瘤的 MRI 表现与其组织成分有关。在平扫 T_1WI,肿瘤多表现为低信号或中等信号,轮廓边界清晰,圆形或卵圆形,大小不一。在 T_2WI 上,依肿瘤内细胞、纤维成分及水的含量不同而表现为不同的信号强度:纤维成分含量多的纤维性纤维腺瘤信号强度低;而水及细胞含量多的黏液性及腺性纤维腺瘤信号

强度高。发生退化、细胞少、胶原纤维成分多者在 T_2WI 上呈较低信号。约64%
的纤维腺瘤内可有由胶原纤维形成的分隔,分隔在 T_2WI 上表现为低或中等信
号强度(图6-4～图6-7)。通常发生在年轻妇女的纤维腺瘤细胞成分较多,而老
年妇女的纤维腺瘤则含纤维成分较多。

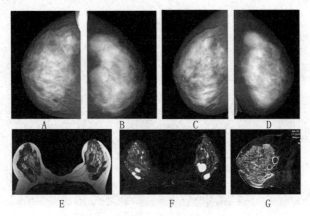

图 6-4 双侧乳腺囊性增生病

A、B.右、左乳 X 线头尾位片;C、D.右、左乳 X 线内外侧斜位片,显示双
乳呈多量腺体型乳腺,其内可见多个大小不等圆形或卵圆形肿物,部分
边缘清晰光滑,部分边缘与腺体重叠显示欠清,未见毛刺、浸润征象,肿
物密度与腺体密度近似;E.MRI 平扫横轴面 T_1WI;F.MRI 平扫横轴面
脂肪抑制 T_2WI,显示双乳腺内可见多发大小不等肿物,T_1WI 呈低信
号,T_2WI 呈高信号,边缘清晰光滑,内部信号均匀;G.MRI 增强后矢状
面 T_1WI,显示部分肿物未见强化,部分肿物边缘可见规则环形强化

　　动态增强 MRI 扫描,纤维腺瘤表现亦可各异,大多数表现为缓慢渐进性的
均匀强化或由中心向外围扩散的离心样强化,少数者,如黏液性及腺性纤维腺瘤
亦可呈快速显著强化,其强化类型有时难与乳腺癌鉴别,所以准确诊断除依据强
化程度、时间-信号强度曲线类型外,还需结合病变形态学表现进行综合判断,必
要时与 DWI 和 MRS 检查相结合,以减少误诊。

三、鉴别诊断

(一)乳腺癌

　　患者多有临床症状。病变形态多不规则,边缘呈蟹足状。MRI 动态增强检
查时,信号强度趋于快速明显增高且快速减低,即时间-信号强度曲线呈流出型,
强化方式由边缘向中心渗透,呈向心样强化趋势。ADC 值减低。少数纤维腺瘤
(如黏液性及腺性纤维腺瘤)亦可呈快速显著强化,其强化类型有时难与乳腺癌

鉴别,需结合形态表现综合判断,必要时结合 DWI 和 MRS 信息,以减少误诊。

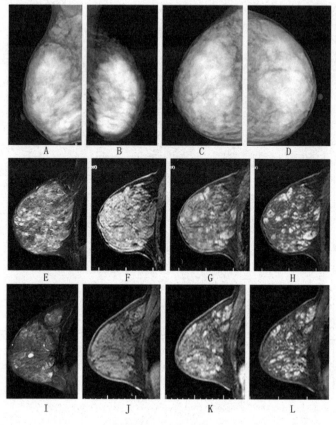

图 6-5　双乳增生

A、B.右、左乳 X 线内外侧斜位片;C、D.右、左乳 X 线头尾位片,显示
双乳呈多量腺体型乳腺,其内可见多发斑片状及结节状影,与腺体
密度近似;E.左乳 MRI 平扫矢状面脂肪抑制 T_2WI;F、G、H.分别为
左乳 MRI 平扫、动态增强后 1、8 分钟;I.右乳 MRI 平扫矢状面脂肪
抑制 T_2WI;J、K、L.分别为右乳 MRI 平扫、动态增强后 1、8 分钟,显
示双乳呈多量腺体型乳腺,平扫 T_2WI 双乳腺内多发大小不等液体
信号灶,动态增强后双乳腺内弥漫分布多发斑点状及斑片状渐进性
强化,随时间的延长强化程度和强化范围逐渐增高和扩大

(二)乳腺脂肪瘤

脂肪瘤表现为脂肪信号特点,在 MRI T_1WI 和 T_2WI 上均呈高信号,在脂肪
抑制序列上呈低信号。其内常有纤细的纤维分隔,而无正常的导管、腺体和血管
结构。周围有较纤细而致密的包膜。

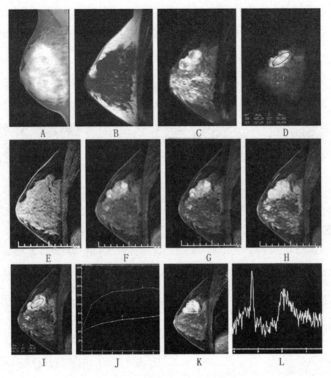

图 6-6 （右乳腺）腺泡型腺病

A.右乳 X 线内外侧斜位片,外上方腺体表面局限性突出,呈中等密度,所见边缘光滑,相邻皮下脂肪层及皮肤正常;B.MRI 平扫矢状面 T_1WI;C.MRI 平扫矢状面脂肪抑制 T_2WI,显示右乳外上方不规则形肿物,呈分叶状,T_1WI 呈较低信号,T_2WI 呈中等、高混杂信号,边界尚清楚;D.DWI 图,病变呈异常高信号,ADC 值略降低;E、F、G、H.分别为 MRI 平扫、动态增强后 1、2、8 分钟;I、J.动态增强后病变和正常腺体感兴趣区测量及时间-信号强度曲线,显示动态增强后病变呈明显强化且随时间延迟信号强度呈逐渐升高趋势;K.病变区 MRS 定位像;L.MRS图,于病变区行 MRS 检查,在3.2 ppm处可见异常增高胆碱峰

(三)乳腺错构瘤

为由正常乳腺组织异常排列组合而形成的一种瘤样病变。病变主要由脂肪组织(可占病变的 80%)构成,混杂不同比例的腺体和纤维组织。影像特征为肿瘤呈混杂密度或信号,具有明确的边界。

(四)乳腺积乳囊肿

比较少见,是由于泌乳期一支或多支乳导管发生阻塞、乳汁淤积形成,常发生在哺乳期或哺乳期后妇女。根据形成的时间及内容物成分不同,MRI 表现亦不同:病变内水分含量较多时,积乳囊肿可呈典型液体信号,即在 T_1WI 呈低信号,在 T_2WI 呈高信号;如脂肪、蛋白或脂质含量较高,积乳囊肿在 T_1WI 和 T_2WI 均呈明显高信号,在脂肪抑制序列表现为低信号或仍呈较高信号;如病变内脂肪组织和水含量接近,在反相位 MRI 可见病变信号明显减低。在增强 MRI,囊壁可有轻至中度强化。临床病史也很重要,肿物多与哺乳有关。

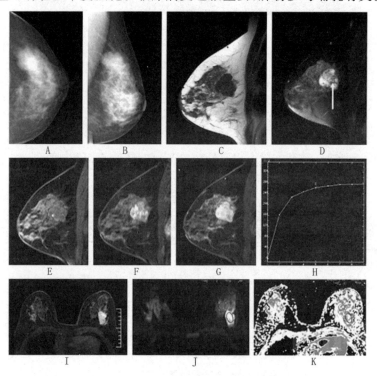

图 6-7 (左乳腺)纤维腺瘤伴黏液变性

A.左乳 X 线头尾位片;B.左乳 X 线内外侧斜位片,显示左乳外上方分叶状肿物,密度比正常腺体密度稍高,肿物部分边缘模糊,小部分边缘可见低密度透亮环;C.左乳 MRI 平扫矢状面 T_1WI;D.左乳 MRI 平扫矢状面脂肪抑制 T_2WI,显示左乳外上方分叶状肿物,内部信号不均匀,T_1WI 呈较低信号且其内可见小灶性高信号,T_2WI 呈混杂较高信号且其内可见多发低信号分隔(白箭),边界清楚;E、F、G.分别为 MRI 平扫、动态增强后 1、8 分钟;H.动态增强后病变区时间-信号强度曲线图;I.增强后延迟时相横轴面,显示动态增强后病变呈不均匀渐进性强化,时间-信号强度曲线呈渐增型;J.DWI 图;K.ADC 图,于 DWI 上病变呈高信号,ADC 值无降低(肿物 ADC 值为 $1.9 \times 10^{-3}\,mm^2/s$,正常乳腺组织 ADC 值为 $2.0 \times 10^{-3}\,mm^2/s$)

第五节　乳腺大导管乳头状瘤的 MRI 诊断

一、临床表现与病理特征

乳腺大导管乳头状瘤是发生于乳晕区大导管的良性肿瘤,乳腺导管上皮增生突入导管内并呈乳头样生长,因而称其为乳头状瘤。常为单发,少数也可同时累及几支大导管。本病常见于经产妇,以 40～50 岁多见。发病与雌激素过度刺激有关。乳腺导管造影是诊断导管内乳头状瘤的重要检查方法。主要临床症状为乳头溢液,可为自发性或挤压后出现,溢液性质可为浆液性或血性。约 2/3 患者可触及肿块,多位于乳晕附近或乳房中部,挤压肿块常可导致乳头溢液。

在大体病理上,病变大导管明显扩张,内含淡黄色或棕褐色液体,肿瘤起源于乳导管上皮,腔内壁有数量不等的乳头状物突向腔内,乳头一般直径为数毫米,大于 1 cm 者较少,偶有直径达2.5 cm者,乳头的蒂可粗可细,当乳头状瘤所在扩张导管的两端闭塞,形成明显的囊肿时,即称为囊内乳头状瘤或乳头状囊腺瘤。

二、MRI 表现

MRI 检查不是乳头溢液的首选检查方法。乳头状瘤在 MRI T_1WI 上多呈低或中等信号,T_2WI 上呈较高信号,边界规则,发生部位多在乳腺大导管处,增强扫描时纤维成分多、硬化性的乳头状瘤无明显强化,而细胞成分多、非硬化性的乳头状瘤可有明显强化,时间-信号强度曲线亦可呈流出型,而类似于恶性肿瘤的强化方式(图 6-8)。因此,单纯依靠增强后曲线类型有时难与乳腺癌鉴别。重 T_2WI 可使扩张积液的导管显影,所见类似乳腺导管造影。

三、鉴别诊断

(1)典型者根据临床表现(乳头溢液)、病变部位及乳腺导管造影的特征性表现,与其他良性肿瘤鉴别不难。

(2)本病的 MRI 形态学和 DWI 信号多呈良性特征,但动态增强后时间-信号强度曲线有时呈流出型,与恶性病变相似。故单纯依靠曲线类型鉴别良、恶性较为困难,需综合分析形态学和 DWI 表现。

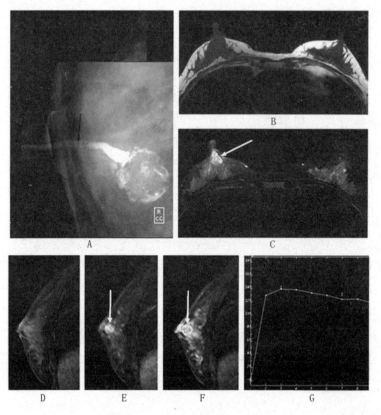

图 6-8　右乳腺大导管乳头状瘤

A.右乳导管造影局部放大片,显示乳头下大导管扩张,管腔内可见一 0.8 cm×1.0 cm 充盈缺损,充盈缺损区边缘和内部可见对比剂涂布,充盈缺损以远导管未见显影,扩张大导管腔内多发小的低密度影为气泡(黑箭);B.MRI 平扫横断面 T_1WI;C.MRI 平扫横断面脂肪抑制 T_2WI,显示右乳头后方类圆形边界清楚肿物,T_1WI 呈中等信号,T_2WI 呈较高信号(白箭),内部信号欠均匀;D、E、F.分别为 MRI 平扫和动态增强后1、8 分钟(白箭);G.动态增强后病变时间-信号强度曲线图,显示动态增强后病变呈明显不均匀强化,时间-信号强度曲线呈流出型,于延迟时相病变边缘强化较明显

第六节　乳腺癌的 MRI 诊断

乳腺恶性肿瘤中约 98% 为乳腺癌,我国乳腺癌发病率较欧美国家为低,但

近年来在大城市中的发病率正呈逐渐上升趋势,已成为女性首位或第二位常见的恶性肿瘤。乳腺癌的五年生存率在原位癌为 100%,Ⅰ期为 $84\%\sim100\%$,Ⅱ期为 $76\%\sim87\%$,Ⅲ期为 $38\%\sim77\%$,表明乳腺癌早期发现、早期诊断和早期治疗是改善预后的重要因素。目前在乳腺癌一级预防尚无良策的阶段,乳腺癌的早期诊断具有举足轻重的作用,而影像检查更是早期检出、早期诊断的重中之重。

乳腺 X 线摄影和超声检查为乳腺癌的主要影像检查方法,尤其是乳腺 X 线摄影对显示钙化非常敏感。MRI 检查对致密型乳腺内瘤灶的观察、乳腺癌术后局部复发的观察、乳房假体后方乳腺组织内癌瘤的观察及对多中心、多灶性病变的检出、对胸壁侵犯和胸骨后、纵隔、腋窝淋巴结转移的显示要优于其他方法,这对乳腺癌的诊断、术前分期及临床选择恰当的治疗方案非常有价值。此外,MRI 不仅可观察病变形态,还可通过动态增强检查了解血流灌注情况,有助于鉴别乳腺癌与其他病变,并间接评估肿瘤生物学行为及其预后。

一、临床表现与病理特征

乳腺癌好发于绝经期前后的 $40\sim60$ 岁女性,临床症状常为乳房肿块、伴或不伴疼痛,也可有乳头回缩、乳头溢血等。肿瘤广泛浸润时可出现整个乳腺质地坚硬、固定,腋窝及锁骨上触及肿大淋巴结。

乳腺癌常见的病理类型有浸润性导管癌、浸润性小叶癌、黏液腺癌、髓样癌及导管原位癌等,其中以浸润性导管癌最为常见。WHO 新分类中的非特殊型浸润性导管癌包括了国内传统分类中的浸润性导管癌(肿瘤切片中以导管内癌成分为主,浸润性成分不超过癌组织半量者)、单纯癌(癌组织中主质与间质成分的比例近似)、硬癌(癌的主质少而间质多,间质成分占 2/3 以上)、腺癌(腺管样结构占半量以上)、髓样癌(癌主质多而间质少,主质成分占 2/3 以上,缺乏大量淋巴细胞浸润,国内又称为不典型髓样癌)。病理上根据腺管形成,细胞核大小、形状及染色质是否规则及染色质增多及核分裂象情况,将浸润性导管癌分成Ⅰ、Ⅱ、Ⅲ级。

二、MRI 表现

乳腺癌在 MRI 平扫 T_1WI 上表现为低信号,当其周围由高信号脂肪组织围绕时,则轮廓清楚;若病变周围为与之信号强度类似的腺体组织,则轮廓不清楚。肿块边缘多不规则,可见毛刺或呈蟹足状改变。在 T_2WI 上,其信号通常不均且信号强度取决于肿瘤内部成分,胶原纤维所占比例越大则信号强度越低,细胞和水含量高则信号强度亦高。MRI 对病变内钙化的显示不直观,特别是当钙化较小且数量较少时。

　　增强 MRI 检查是乳腺癌诊断及鉴别诊断必不可少的步骤,不仅使病灶显示较平扫更为清楚,且可发现平扫上未能检出的肿瘤。动态增强 MRI 检查,乳腺癌边缘多不规则呈蟹足状,信号强度趋于快速明显增高且快速减低即时间-信号强度曲线呈流出型(图 6-9),强化方式多由边缘强化向中心渗透呈向心样强化趋势。

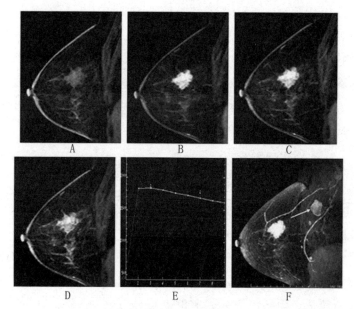

图 6-9　(右乳腺)非特殊型浸润性导管癌伴右腋下多发淋巴结转移

A.MRI 平扫;B、C、D.MRI 增强后 1、2、8 分钟;E.动态增强病变时间-信号强度曲线图;F.MIP 图,显示右乳外上方不规则肿块,边缘分叶及蟹足状浸润,动态增强后肿块呈明显强化,病变时间-信号强度曲线呈"快进快出"流出型,右腋下相当于胸外侧动脉周围可见多发淋巴结(白箭)

　　实际上 MRI 对比剂 Gd-DTPA 对乳腺肿瘤并无生物学特异性,其强化方式并不取决于良、恶性,而与微血管的数量及分布有关,因此,良、恶性病变在强化表现上亦存在一定的重叠,某些良性病变可表现为类似恶性肿瘤的强化方式,反之亦然。MRI 强化表现类似于恶性的良性病变常包括:①少数纤维腺瘤,特别是发生在年轻妇女的细胞及水分含量多的黏液性及腺性纤维腺瘤;②少数乳腺增生性病变,特别是严重的乳腺增生性病变的强化 MRI 表现可类似于乳腺恶性病变;③乳腺炎症;④手术后时间<6 个月或放疗后时间<9 个月的新鲜瘢痕组

织,由于炎症和术后反应强化 MRI 表现可类似于乳腺癌;⑤新鲜的脂肪坏死;⑥部分导管乳头状瘤。MRI 强化表现类似于良性的恶性病变包括:部分以纤维成分为主的小叶癌及导管癌;部分缺乏血供的恶性病变;导管内及小叶内原位癌等。因此,对于强化表现存在一定重叠的少数不典型的乳腺良、恶性病变的MRI 诊断须结合其相应形态学表现及 DWI 和 MRS 进行综合分析,以提高对乳腺病变诊断的特异性。

乳腺癌通常在 DWI 上呈高信号,ADC 值降低,而乳腺良性病症症变 ADC值较高,良、恶性病变 ADC 值之间的差异具有统计学意义,根据病变 ADC 值鉴别乳腺肿瘤良、恶性具有较高的特异性。值得注意的是,部分乳腺病变于 DWI上呈高信号,但所测得的 ADC 值较高,因此要考虑到在 DWI 上部分病变呈高信号为 T_2 透射效应所致,而并非扩散能力降低。在 ^{1}H-MRS 上乳腺癌在 3.2 ppm处可出现胆碱峰,但目前 ^{1}H-MRS 成像技术仍受到诸多因素的制约和影响(如磁场均匀度和病变大小等)。

MRI 对导管原位癌的检测敏感性低于浸润性癌,仅 50% 的原位癌具恶性病变的快速明显、不规则灶性典型强化表现,另一部分则呈不典型的延迟缓慢强化表现。对乳腺良、恶性病变的诊断标准通常包括两方面,一方面依据病变形态学表现,另一方面依据病变动态增强后血流动力学表现特征,而对于非浸润性的导管内原位癌(DCIS)而言,由于其发生部位、少血供及多发生钙化等特点,形态学评价的权重往往大于动态增强后血流动力学表现,如形态学表现为沿导管走行方向不连续的点、线状或段性强化,并伴有周围结构紊乱,即使动态增强曲线类型不呈恶性特征亦应考虑恶性可能(图 6-10)。

另外,浸润性癌如乳腺黏液腺癌,影像表现不同于乳腺最常见的非特殊型浸润性导管癌,颇具特殊性。黏液腺癌在 MRI 平扫 T_1WI 呈低信号,T_2WI 呈高或明显高信号,其形态学表现多无典型乳腺癌的毛刺及浸润征象。在动态增强MRI 检查,黏液腺癌于动态增强早期时相多表现为边缘明显强化,而肿块内部结构呈渐进性强化,强化方式呈由边缘环状强化向中心渗透趋势,当测量感兴趣区放置于整个肿块时,时间-信号强度曲线多呈渐增型;部分黏液腺癌也可表现为不十分均匀的渐进性强化或轻微强化,对于表现为轻微强化的黏液腺癌,可因肿瘤周围腺体组织延迟强化病变反而显示不如平扫 T_2WI 和 DWI 明显。在DWI 上,黏液腺癌呈明显高信号,但 ADC 值不减低,反而较高,明显高于其他常见病理类型乳腺癌的 ADC 值,甚至高于正常腺体的 ADC 值(图 6-11)。乳腺黏液腺癌在 T_2WI 上明显高信号及在 DWI 上较高的 ADC 值表现与其本身特殊病理组织成分有关。

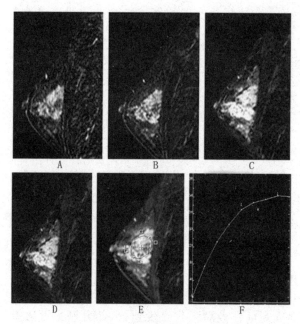

图 6-10　（左乳腺）导管原位癌

A、B、C、D.分别为 MRI 动态增强后 1、2、3、8 分钟与增强前的减影图像；E、F.病变兴趣区测量及动态增强时间-信号强度曲线图，显示左乳腺内局限段性分布异常强化，尖端指向乳头，病变区时间-信号强度曲线呈渐增型

三、鉴别诊断

(一)影像表现为肿块性病变的乳腺癌需与纤维腺瘤鉴别

形态学上，纤维腺瘤表现为类圆形肿块，边缘光滑、锐利，有时可见粗颗粒状钙化；特征性 MRI 表现是肿瘤在 T_2WI 可见低信号分隔；MRI 动态增强检查时，大多数纤维腺瘤呈渐进性强化，时间-信号强度曲线呈渐增型，强化方式有由中心向外围扩散的离心样强化趋势；ADC 值无明显减低。少数纤维腺瘤(如黏液性及腺性纤维腺瘤)可快速显著强化，其强化类型与乳腺癌不易鉴别，诊断需结合病变形态表现，必要时结合 DWI 和 MRS 检查。

(二)影像表现为非肿块性强化的乳腺癌需与乳腺增生性病变鉴别

应观察强化分布、内部强化特征和两侧病变是否对称，如呈导管样或段性强化常提示恶性病变，尤其是 DCIS；区域性、多发区域性或弥漫性强化多提示良性增生性改变；多发的斑点状强化常提示正常乳腺实质或纤维囊性改变；而双侧乳腺对称性强化多提示良性。

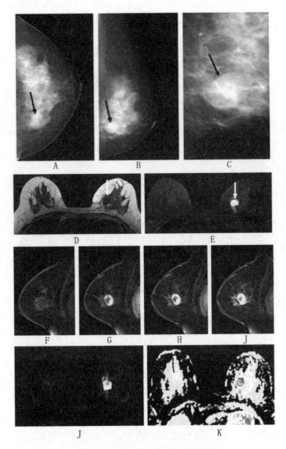

图 6-11 （左乳腺）黏液腺癌

A.左乳 X 线头尾位片；B.左乳 X 线内外侧斜位片；C.左乳肿物局部放大片，显示左乳内侧密度中
等类圆形肿物，大部分边缘光滑，周围可见透亮环；D.MRI 平扫横轴面 T_1WI；E.MRI 平扫横轴面
脂肪抑制 T_2WI；F.MRI 平扫；G、H、I.MRI 动态增强后 1、2、8 分钟；J.DWI 图；K.ADC 图，显示左
乳类圆形肿物于 T_1WI 呈较低信号，T_2WI 呈高信号，边界清楚，动态增强后肿物呈明显不均匀强
化，边缘带强化较明显，对应 DWI 图病变呈较高信号，ADC 值较高

参考文献

[1] 于呈祥.医学影像理论基础与诊断应用[M].北京:科学技术文献出版社,2020.

[2] 山君来.临床 CT、MRI 影像诊断[M].北京:科学技术文献出版社,2019.

[3] 王伟,胡端敏,龚婷婷.胰胆线阵超声内镜影像病理图谱[M].北京:科学出版社,2020.

[4] 卞磊.临床医学影像学[M].北京:中国大百科全书出版社,2020.

[5] 卢洁,赵国.PET/MR 脑功能与分子影像从脑疾病到脑科学[M].北京:科学技术文献出版社,2021.

[6] 丁娟,刘树伟.颅脑影像解剖图谱[M].济南:山东科学技术出版社,2020.

[7] 刘军,伍玉枝,李亚军.肺部炎性病变的影像诊断与鉴别诊断[M].长沙:湖南科学技术出版社,2021.

[8] 王建.现代医学影像诊断[M].北京:科学技术文献出版社,2019.

[9] 刘晓晨.医学影像技术与诊断[M].天津:天津科学技术出版社,2020.

[10] 江洁,董道波,曾庆娟.实用临床影像诊断学[M].汕头:汕头大学出版社,2019.

[11] 孙博,侯中煜.脊柱与四肢影像解剖图谱[M].济南:山东科学技术出版社,2020.

[12] 王翔,张树桐.临床影像学诊断指南[M].郑州:河南科学技术出版社,2020.

[13] 苏慧东.现代临床影像学[M].天津:天津科学技术出版社,2020.

[14] 李真林,刘启榆,汪小舟.实用数字化 X 线成像技术[M].成都:四川大学出版社,2021.

[15] 郑继慧,王丹,王嵩.临床常见疾病影像学诊断[M].北京:中国纺织出版社,2021.

[16] 高菊红.超声检查与诊疗精要[M].北京:科学技术文献出版社,2020.

［17］于广会,肖成明.医学影像诊断学［M］.北京:中国医药科技出版社,2020.

［18］叶新和.冠状动脉腔内影像学［M］.济南:山东科学技术出版社,2020.

［19］田兴松.甲状腺疑难病例影像解析［M］.北京:科学出版社,2021.

［20］李智岗,王秋香.乳腺癌影像诊断［M］.北京:科学技术文献出版社,2021.

［21］吕建林.实用泌尿超声技术［M］.北京:中国科学技术出版社,2021.

［22］谢强.临床医学影像学［M］.昆明:云南科技出版社,2020.

［23］田海燕,何茜,龙治刚.医学影像与超声诊断［M］.长春:吉林科学技术出版社,2019.

［24］雷子乔,李真林,牛延涛.实用 CT 血管成像技术［M］.北京:人民卫生出版社,2020.

［25］褚华鲁.现代常见疾病影像诊断技术［M］.西安:陕西科学技术出版社,2020.

［26］王韶玉,冯蕾.头颈部影像解剖图谱［M］.济南:山东科学技术出版社,2020.

［27］李彬.心血管疾病及介入诊疗新进展［M］.北京:科学技术文献出版社,2020.

［28］余建明,李真林.实用医学影像技术［M］.北京:人民卫生出版社,2021.

［29］汪忠镐,舒畅.血管外科临床解剖学［M］.济南:山东科学技术出版社,2020.

［30］沙占国.实用医学影像诊断［M］.北京:科学技术文献出版社,2020.

［31］沈娟.影像解剖与临床应用［M］.长春:吉林大学出版社,2021.

［32］张小用,张玉奇.冠状动脉超声影像学［M］.西安:陕西科学技术出版社,2020.

［33］王聪.超声影像诊断精要［M］.北京:科学技术文献出版社,2019.

［34］张梅,尹立雪.心脏超声诊断临床图解［M］.北京:化学工业出版社,2020.

［35］陆建平.胰腺病理影像学［M］.上海:上海科学技术出版社,2019.

［36］岳庆红.实用影像学基础与实践［M］.北京:科学技术文献出版社,2020.

［37］冯少阳,苏航,李广明.超声造影检查原发性小肝癌的影像学表现及与病理特征的关系［J］.癌症进展,2021,19(06):585-587.

［38］刘天柱,彭振鹏,黄乐生,等.多排螺旋 CT 对胃肠道内可疑异位胰腺病灶的影像学诊断［J］.中国医学物理学杂志,2020,37(03):317-321.

［39］张函光.动态增强 MRI 对良恶性骨肿瘤的鉴别诊断价值研究［J］.中国医学创新,2021,18(7):167-170.

［40］陆涛,黄叶梅,李欢欢,等.肺癌的影像学诊断现状及研究进展［J］.中华养生保健,2021,39(3):20-21.